张素芳小儿推拿精解

张素芳◎主审

周奕琼 邢晓君◎主编

江苏凤凰科学技术出版社·南京

视频版

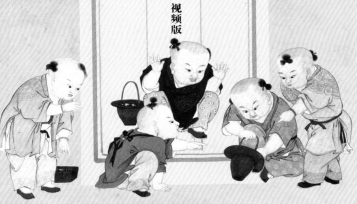

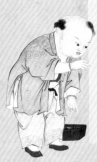

扫一扫看视频
小儿推拿一学就会

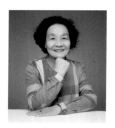
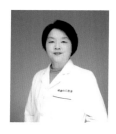
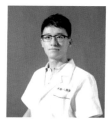

自序

中国传统医学源远流长、流派众多、名家辈出、医案宏富，构成了一幅色彩斑斓的历史画卷。

作为画卷上的一个小小墨点，不知不觉间，我从事中医工作已有大半辈子。回首过往，国家对中医从『扶持』到『发展』再到『支持发展』，从中可以看出国家对传统医学健康持续发展的战略考量，更能看出国家对传统医学的民生情怀。而对我而言，小儿科自有大情怀，那是一种无法言明的中医情怀。

经过六十余年从医的积淀，我在小儿推拿领域的一些想法逐步系统和成熟。于是，我将工作经历及医案加以整理，汇编成本书。小儿推拿中的『推敲』与『拿捏』在书中以文字、图片和视频的形式全方位体现。本书注重梳理医案，提炼小儿推拿诊疗方，还详细解答了家长关心的一系列问题，如孩子厌食、哮喘、生长发育迟缓、近视、夜啼、肠胀气等。

本书阅读对象主要为小儿推拿爱好者及初学者。编写方针是普及性和专业性相结合，力求观点鲜明、材料详实，语言质朴、雅俗共赏。各章节从不同视角，以各类儿童疾病为叙事对象，解析小儿推拿理论、技法和诊疗方，供读者朋友学习小儿推拿参考之用。

学习并传承中医小儿推拿，就是接过前人传递的文化接力棒。我企盼本书成为研习、传承小儿推拿的工具书；读者在阅读时辨路径、察是非，相互参照，有所裨益，是我的最大心愿。

二〇二三年一月

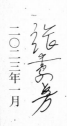

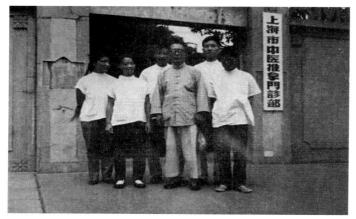

张素芳（前排左一）与内功推拿名家李锡九（前排正中）合影。

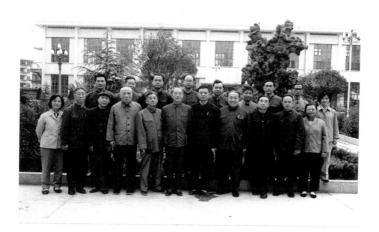

《中医儿科学》（第五版教材）编委会（前排左一为张素芳）。

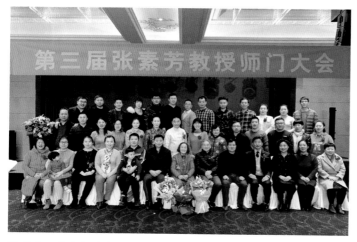

张素芳工作室部分成员合影。

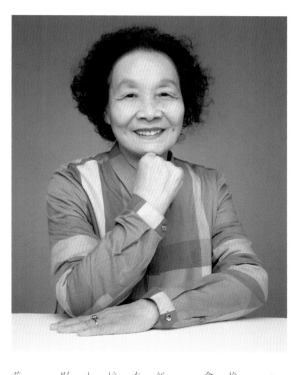

张素芳教授一九四〇年生于上海，一九五八年进入上海中医学院附属推拿学校学习，是中华人民共和国成立后培养的早期推拿专业学员，师从推拿名家朱春霆先生、王纪松先生、钱福卿先生等人。后又跟随山东小儿推拿名家孙重三先生学习，自一九六一年毕业工作至今，已逾六十年。

从医六十年来，张素芳教授参与国家、省、市级的教育培训，并且在日本、新加坡等国华人聚集地讲授小儿推拿课程，学生遍布世界各地。一九八五年在国家原卫生部的直接领导下，承担了全国小儿推拿师资培训班的授课任务，培养了来自全国及世界各地的学员六十余人。如今，这些学员早已成为当地小儿推拿名家，小儿推拿也因为他们在各地开花结果，并取得了广泛的社会影响和良好的经济效益。

张素芳教授常以『医者仁心』教导学生，患者不分贫富贵贱，必须一丝不苟地为其检查和诊断，全神贯注地治疗，不计较自己的得失利害。

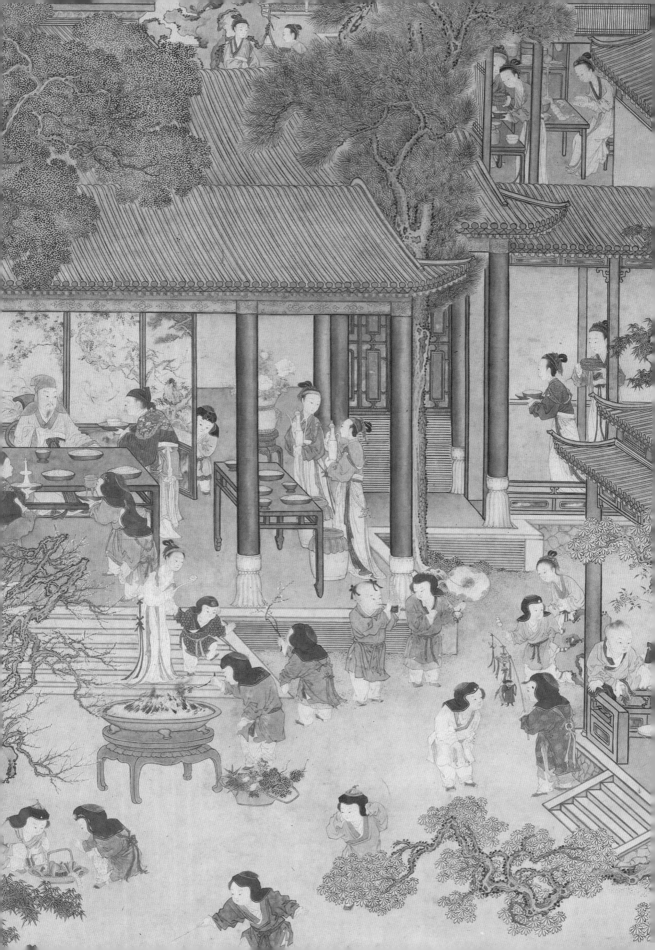

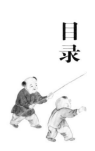

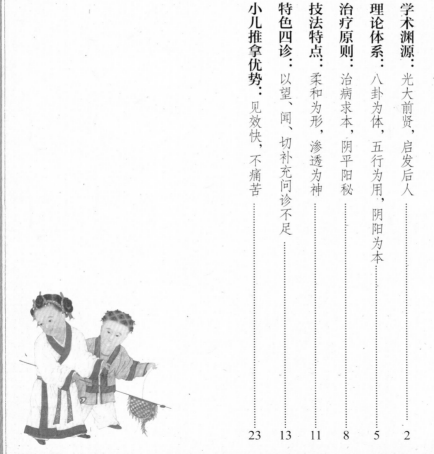

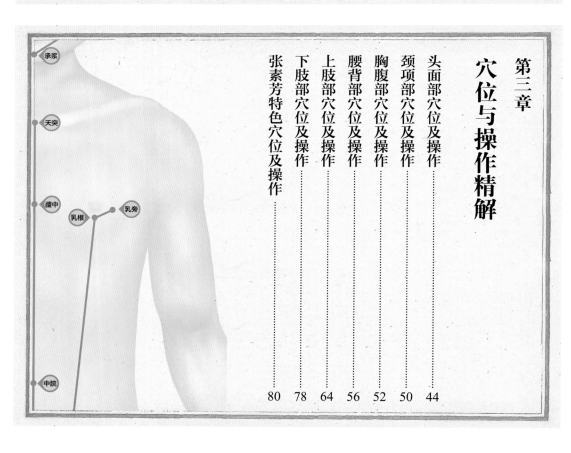

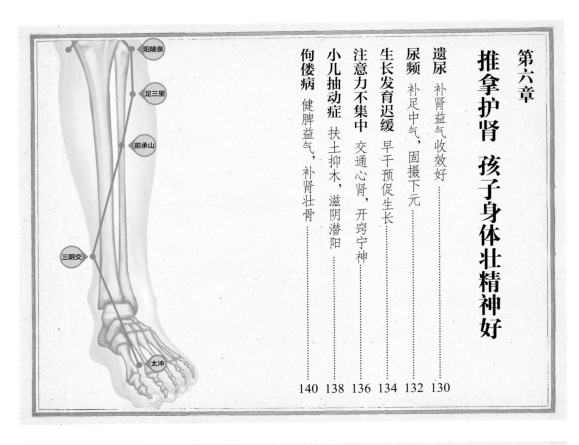

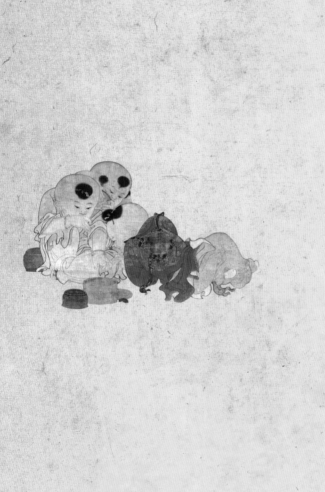

◎ 第一章 ◎

张素芳小儿推拿相关理论

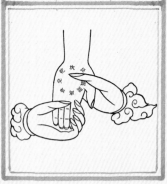

学术渊源： 光大前贤，启发后人

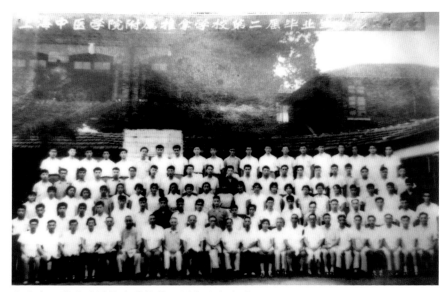

上海中医学院附属推拿学校第二届毕业生合影。

　　1940 年，张素芳教授出生于上海市的一个知识分子家庭。她在自述中讲到自己小时候与小儿推拿结缘的故事："我自幼得益于小儿推拿。听母亲说，我小时候出麻疹那年，因并发肺炎差点断送性命。幸亏好心人介绍，得到上海知名的小儿推拿医生朱慧贞女士的诊疗，才挽回了我的生命。1958 年，我进入上海中医学院附属推拿学校学习，成为我人生中的转折点。"

◎ 张素芳推拿手法的萌芽

　　1958-1961 年，在上海中医学院附属推拿学校期间，张素芳教授师从一指禅推拿流派的朱春霆先生（曾为陆定一同志的保健医生）、钱福卿先生、王纪松先生，内功推拿流派的马万龙先生、李锡九先生，擦法创始人丁季峰先生，针灸名家朱汝宫先生，系统学习了中医基础理论和推拿手法。

要学好推拿，首先要经过推拿手法的训练。一指禅推拿名家王松山先生曾经说过："从事推拿治疗者，首先自己要有强健的体力，否则患者还没治好，医生自己已感到疲乏，当然就谈不到发挥推拿治疗的作用。"当时教张素芳教授一指禅推法的老师主要是王纪松先生（王松山先生之子）。王先生是一指禅推拿流派嫡传弟子，他认为"柔则为补，刚则为泻"，故手法特点是"刚柔相济，以柔为贵"。

对张素芳教授产生重要影响的另一位老师是一指禅摖法创始人丁季峰先生。丁季峰先生极为重视现代解剖学，他认为中医对解剖学的认识较为粗糙，因此给推拿手法的实施带来了障碍。丁季峰先生的这些学术观点对张素芳教授理解推拿手法的形式、原理有很大帮助，使张素芳教授日后诊疗疾病时很重视利用解剖学知识。

除以上两位老师之外，内功推拿流派的马万龙先生和李锡九先生对张素芳推拿手法的形成也有重要影响。张素芳教授后来治疗内科疾病如冠心病、高血压、胃肠病时都有使用内功推拿的手法。

◎ 张素芳小儿推拿手法与治疗方法的丰富

自上海中医学院附属推拿学校毕业后，1961年9月，张素芳教授被分配至山东省中医院推拿科参加工作。自与恩师孙重三先生相识后，张素芳教授深感过去所学不足，故时常向孙先生请教中医小儿推拿方面的问题。

孙先生中医理论扎实，又能博采众长，于小儿推拿一科独树一帜，治疗分标本缓急，擅长救治急重症。孙先生认为，四诊中以望、闻为重。因为婴儿口不能言，稍大的儿童虽然能说，但叙述病情不确切，很难进行问诊，所以诊断儿科疾病应通过望诊、闻诊仔细观察，再结合问诊、切诊做出正确的诊断。张素芳教授在临床中擅长用望面色、看指纹来诊断孩子的疾病。

"十三大手法"是孙重三小儿推拿的重要组成部分，在国内小儿推拿各派中特色鲜明。张素芳教授在六十余年的临床实践中，对"十三大手法"有着深刻体会，认为其精华是利用肢体骨节屈伸摇动，实现百节通利、邪气外泄、脏气内固，从而提高疗效。

20世纪60年代中期，张素芳教授进入山东医学院大专班，系统学习了解剖等现代医学知识。她跟随神经内科著名专家朱汉英教授到山东医学院附属医院神经科病房查房，逐步掌握了神经系统的查体方法和脑血管病的治疗方法。

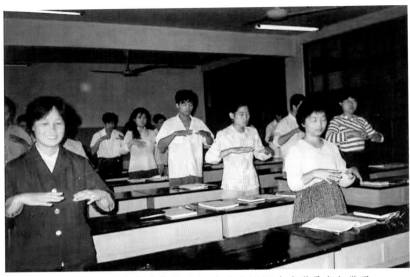

1985年，全国小儿推拿师资进修班开办，来自全国30余名学员参加学习。

◎ 张素芳小儿推拿思想的成熟与升华

标志着张素芳教授学术思想进入成熟阶段的事件有两个。一个是1985年全国小儿推拿师资进修班开办，这个进修班扩大了山东小儿推拿的全国影响力，也确立了以张素芳教授为代表的山东小儿推拿医师的国内地位。另一个是1989年《中国小儿推拿学》出版。此时，张素芳教授已全面掌握小儿推拿理、法、方、推等各项内容，在一定程度上有了独到见解和治疗心得。

除了同行，还有一个人对张素芳教授学术思想的形成至关重要，那就是张素芳教授的丈夫、机械力学教授周旭飞。通过周教授的指导，张素芳教授从力学角度对推拿技法有了更深的认识。"推拿受力弧"这个概念便是出自周教授。

不知《易经》，不可以为良医。在深入了解《易经》中的相关理论后，张素芳教授形成了"八卦为体、五行为用、阴阳为本"的学术理论体系。

2014年9月，国家中医药管理局下发《关于确定2014年全国名老中医药专家传承工作室建设项目专家名单的通知》，张素芳教授名列其中。在建立张素芳全国名老中医药专家传承工作室的申请获得通过后，张素芳教授决定正式收徒，总结自己的学术思想和临床经验，并在山东中医药大学附属医院成立了以张素芳为组长的12人传承工作组。

"八卦为体，五行为用，阴阳为本"，这一原则贯穿张素芳教授小儿推拿的病因病机分析、治则治法确立、推拿手法运用的全过程。既能从总体上把握诊治疾病的大方向，又能具体指导小儿推拿的实践，完美地将理、法、方、术融合在一起。

◎ 八卦为体

中医把人体视为一个整体，一气充斥全身，贯穿生命始终。气行顺畅，则身体健康；气机逆乱，则百病自生。人生、长、壮、老、已的生命过程是一个八卦轮回，人的晨醒昏定是一个八卦轮回，机体的物质利用和排泄过程也是一个八卦轮回。

"八卦为体"，这里的"八卦"第一指生命整体；第二指乾、坎、艮、震、巽、离、坤、兑八个卦，代表人体不同的脏腑器官，"乾为首，坤为腹，震为足，巽为股，坎为耳，离为目，艮为手，兑为口"；第三指与身体相关的"八卦穴位"，可以用于疾病的治疗。

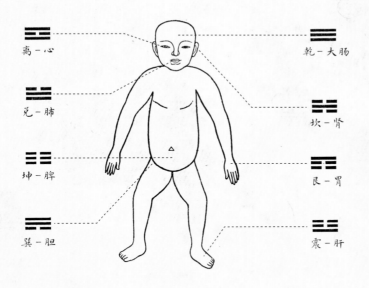

例如小儿推拿特定穴中有"八卦"一穴，为人体缩影。其中离卦对应心，坎人卦对应肾，乾卦、兑卦对应大肠与肺，震卦、巽卦对应肝与胆，坤卦为阴对应脾，艮卦为阳对应胃。在病理上，疾病的发生机制可用八卦运转失常来解释。如小儿呕吐，多由艮卦（胃）不调所致，泄泻则多与坤卦（脾）有关，咳嗽则多为兑卦（肺）受病。疾病的病机还可用两卦间关系的失调来解释。如小儿不寐，多由坎离（水火）未济所致；小儿慢惊风，多责于坎、艮、震不相续。

以"八卦"为体调整小儿脏腑，治疗小儿疾病，是张素芳教授基于《黄帝内经》《易经》，结合小儿推拿穴位特点，创造性地运用"八卦穴"的方法（八卦的运用详见第86页）。

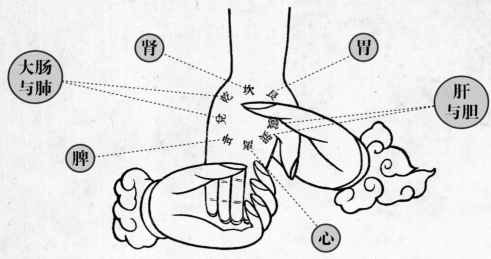

◎ 五行为用

在中医"脏腑学说"中，有五脏配五行的相关内容：肝属木，心属火，脾属土，肺属金，肾属水。五脏之间也有顺次相生、隔一相克的关系。在小儿推拿理论中，五指各对应一脏，拇指桡侧指尖至指根为脾经，食指掌面末节为肝经，中指掌面末节为心经，无名指掌面末节为肺经，小指掌面稍偏尺侧，指尖至指根为肾经，总称为五经穴。五经穴在临床调治诸病最为常用，然其应用须臾不离五行关系。

"五行为用"基于五脏的生理特点，运用五行生克乘侮关系确定小儿推拿治法。张素芳教授在小儿推拿中通过直接清或补五脏所对应的五经穴，增强或削弱相关脏腑功能，协调五脏关系，使之恢复平衡稳定的状态。

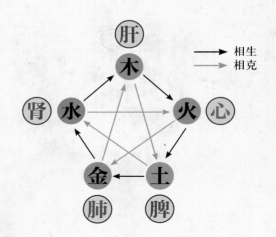

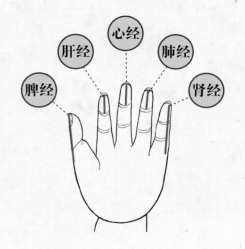

◎ 阴阳为本

　　生命的维持不离阴阳，阴阳失衡是疾病发生的基本病机，调整阴阳是治疗疾病的基本原则。小儿推拿特定穴有"手阴阳"，该穴位于手掌根小天心两侧，桡侧为阳池，尺侧为阴池。小儿疾病多先从手阴阳分起。通过推拿小儿手阴阳，可直接起到调整阴阳的作用。

　　张素芳教授认为，小儿推拿以指代针，其操作的意义与针相同。阳衰而致阴盛者，当治其阳衰，这里的"治"乃是补阳的意思，多分阳池或揉阳池，手法须轻。阴盛而阳衰者，应治其阴盛，这个"治"为泻的意思，分阴池或揉阴池，手法宜重。阴阳偏盛者，治疗方法应采取损其有余。阴阳偏虚者，即阴或阳虚损不足，为阴虚或阳虚。阴虚不能制阳，常表现为阴虚阳亢的虚热证；阳虚不能制阴，多表现为阳虚阴盛的虚寒证。阴虚而阳亢者应滋阴以制阳；阳虚而致阴寒者应温阳而制阴；若阴阳两虚，则应阴阳双补。除手阴阳穴外，调整局部阴阳的穴位和手法还有分腹阴阳、分头阴阳、分胸阴阳，意义与"手阴阳"相似。

　　小儿推拿还有一对调节阴阳的特效穴——三关和六腑。三关为阳，六腑为阴，一个为大热穴，一个为大凉穴，这两个穴配伍应用，也能起到调节阴阳的作用。张素芳教授解释其意，推三关取热，退六腑取凉，如医家大寒大热剂。若非大寒大热，必二法交替应用，取"水火既济"之意。因此，在实际操作推三关、退六腑时，要掌握手法的轻重、次数的多寡，以防大寒大热伤于正气，因此必须做到"谨察阴阳所在而调之，以平为期"。

　　"阴阳为本"明确指出了阴平阳秘是机体健康的基础，阴阳失调是疾病的基本病机，调整阴阳是治病的根本大法。张素芳教授以"阴阳"调阴阳，使小儿推拿的理、法、穴、推结合于一体，既直接又高效。

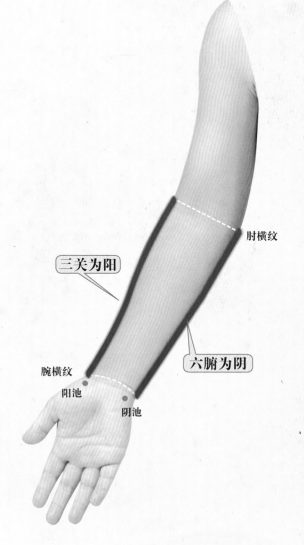

肘横纹
三关为阳
六腑为阴
腕横纹
阳池
阴池

治疗原则：治病求本，阴平阳秘

张素芳教授认为，小儿推拿与中医治则关系密切，中医治则不仅规范了小儿推拿治疗的大方向，而且直接指导小儿推拿处方选穴，如分推手阴阳可直接调节阴阳的偏盛偏衰，补脾补肾可直接扶助正气，运八卦可直接行气，天门入虎口可直接顺气和血。究其原因，大概是因为小儿脏腑清灵，气血运行较成人更为通畅，所以更易于从整体进行调节。但一些先天禀赋不足及久病者又需因人因地因时而异，采取更加有针对性的治疗方法。

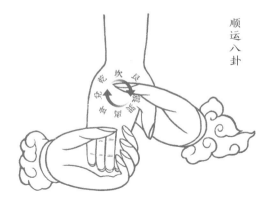

顺运八卦

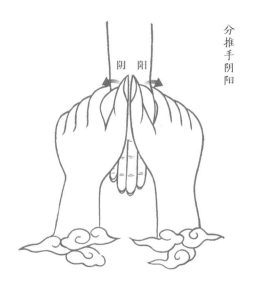

分推手阴阳

1 治病求本

明确疾病的本质虽是小儿推拿选穴的首要原则，但在临床上如果遇到高热惊厥、癫痫发作、疼痛难耐、昏迷等紧急情况，则应先急救，有效缓解疼痛和不适，治其标，然后再进一步做检查，治其本。

2 调整阴阳

各种致病因素的影响及邪正之间的斗争，导致机体阴阳两方面失去相对协调平衡，形成阴阳的偏盛、偏衰、互损等病理状态。"阳盛则阴病"，阴病是阳盛造成的，治疗时必须治阳盛。"阴盛则阳病"，阳病是阴盛造成的，此时必须治阴盛。故要"阴病阳治""阳病阴治"。调整阴阳是针对机体阴阳偏盛、偏衰的病理状态，采取损其有余、补其不足的方法，使阴阳恢复到相对平衡的状态。调整阴阳是临床治疗疾病的基本原则之一。

3 扶正祛邪

扶正即扶助正气，增强体质，提高机体抗邪能力。祛邪是祛除致病邪气，使邪去正安。扶正多用补法，祛邪多用泻法。扶正与祛邪有先后和主次顺序，邪盛正不虚则以祛邪为主，正虚邪微则以扶正为主，正虚邪恋则扶正祛邪并重。张素芳教授认为，在临床中肺系的复感病（反复的呼吸道感染）、脾系疾病（伤食、腹泻、便秘等）、小儿发育迟缓等宜采用扶正祛邪的治疗原则。

4 调和气血

气血是构成人体和维持生命活动的基本物质。调和气血既包括补气血不足，又包括改善气血运行的状态。小儿推拿依照调和气血的原则，以助气生血、顺气和血、活血化瘀为法，可达到改善气血功能状态的目的。

5 调理脏腑

五脏六腑因为生理上相互协调，病理上相互牵制，所以调理脏腑不仅要治一脏一腑，还要调整脏腑间的关系，使之协调有序。小儿推拿以脏腑辨证为依据，根据五行生克原理，不足者补之，又可"虚则补其母"，又可"实则泻其子"，使脏腑间达到平衡稳定。

6 三因制宜

一年四季，脏腑功能不同，一天十二时辰，阴阳消长各异。人有男女，年龄有大小，体形有胖瘦，体格有强弱，精神勇怯各有不同，及至地理环境、气候条件、生活环境各有差异，应在治疗时详加辨别。小儿推拿依据三因制宜原则，应当因时、因地、因人不同，采用不同的推拿手法，选取不同的穴位。

因时不同	因人不同	因地不同
① 子后为阳，午后为阴。根据病证性质，选取适宜时间治疗。 ② 四季手法应用轻重宜有区别。 ③ 春夏推拿介质宜用薄荷，秋冬宜用木香。	根据人的性别、年龄大小、体形肥胖、体格强弱、精神勇怯等不同进行不同的施治。正如《灵枢·卫气失常》所云："先别其三形，血之多少，气之清浊，而后调之，治无失常经。"	因地理环境、气候条件、生活环境的差异，人的体质及发病的情况不同，治疗方法也会有差异。

7 未病先防

"不治已病治未病，不治已乱治未乱"，孩子脏腑娇嫩，行气未充，容易发病，变化迅速，易寒易热，易虚易实，因此要强调"治未病"理念。在临床中小儿推拿治未病的原则主要体现在未病先防、治病萌芽。

张素芳教授早年师从名家，打下了良好的推拿技法基础，工作后又得益于孙重三先生的言传身教，加上60余年在临床上反复打磨，推拿技法已炉火纯青，其技法有形而不拘于形，遵法而不泥于法。

技法特点：柔和为形，渗透为神

◎ 柔和渗透，相得益彰

孩子肌肤娇嫩，不耐推揉，因此张素芳教授的小儿推拿手法特点是柔和为形，渗透为神。柔和为形是指施术时动作平稳缓和，手法变换自然协调，力度轻而不浮，频率缓而不滞，使孩子易于接受推拿治疗。渗透为神是指随着施术的不断进行，手法用力透皮入内，由浅入深。

◎ 结合解剖，施术有据

张素芳教授在运用推拿技法时常常结合解剖学知识以定位。从解剖学来分，推拿的作用层次由浅及深，由皮肤、筋膜、肌肉、骨骼、脏腑的不同，精准针对某一层次、某一部位的刺激，可有效改善相应部位、相关脏器的血运状态，进而调节其生理功能。

◎ 规范姿势，操作不累易坚持

小儿推拿时要求术者坐有坐相，上身端正，两脚分开与肩等宽，躯干与大腿及大腿与小腿均呈直角，两足踏实，身体的重心位于躯干正中近椅面处，全身呈放松状态，气机流畅。

张素芳教授借助两个受力弧，使推拿施术得以均匀持久。第一个受力弧（水平受力弧）由术者躯干、两臂与患儿共同构成。术者躯干、两臂共同分担用力，不会觉得疲惫，推拿过程更持久。第二个受力弧（垂直受力弧）：由术者、患儿和地面共同组成。在这个受力弧上，术者力道在孩子能承受范围内时，孩子往往更容易接受，不反抗。

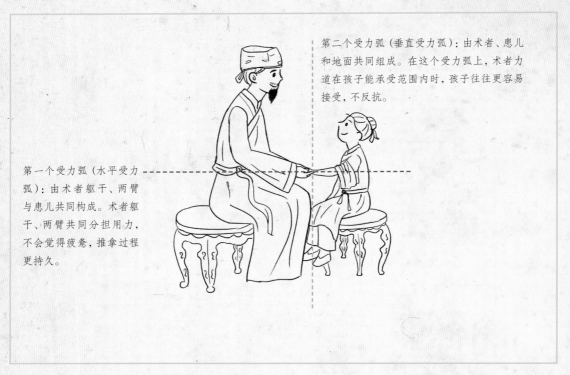

第二个受力弧（垂直受力弧）：由术者、患儿和地面共同组成。在这个受力弧上，术者力道在孩子能承受范围内时，孩子往往更容易接受，不反抗。

第一个受力弧（水平受力弧）：由术者躯干、两臂与患儿共同构成。术者躯干、两臂共同分担用力，不会觉得疲惫，推拿过程更持久。

◎ 使用复合手法，推拿效果加倍

张素芳教授推拿时，常多种手法联合作用于同一部位，达到协同治疗的作用。两种或两种以上的手法结合使用，可互相弥补各自的不足。如掐法力重，气虽散却不行，配揉法可以行气；摩法虽可行气，但力量浅，用按法可加重其力；用运法时气行而遇不畅时，在不畅处可用揉法疏通。

◎ 随证调整，应病而变

张素芳教授在推拿操作中会注意随时观察小儿的变化，以随时随地调整手法的轻重缓急。随时观察孩子的反应，有助于确定推拿是否适度。推拿适度，则气血调匀；推拿过度，则正气耗散；推拿不足，则治疗无效。

◎ 点线面穴，施术有别

小儿推拿穴位有点、线、面的不同，张素芳教授在施术时所用方法也有所区别。在揉点形穴位时，张素芳教授常会按法、掐法结合。在推直线形的穴位时，要求力量均匀、线路平直、头尾一致。在推圆形或弧形穴位时，要求不离穴位、不扰他经。在推拿面形穴位时，要求着力平实、覆盖全面。

儿科又称哑科，因为小婴儿不能言，幼儿虽能言却词汇少，不能准确表达自己的情况，所以小儿推拿医师要擅长运用望、闻、切诊法，以补充问诊的不足。张素芳教授在其60余年的工作中，积累了大量诊法上的经验，其中最具特色的是"望面部"和"望手部"技艺。

特色四诊：以望、闻、切补充问诊不足

◎ 望诊

望诊是运用视觉，通过观察孩子全身和局部的情况，从而获得与疾病相关的资料，以察知脏腑寒、热、虚、实的一种诊断方法，主要包括望神色、望形态、审苗窍、望手部、辨斑疹、察二便等。

❶ 望神色：指望孩子的精神状态与面部气色。

正常情况下，孩子双目精彩有神，表情活泼，面色红润有光泽，呼吸均匀，反应灵敏。

孩子神色释放的信号

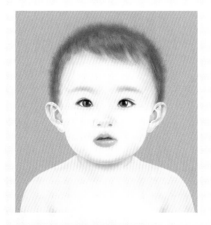

信号1：面呈白色，主寒证、虚证。

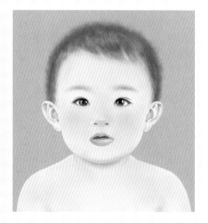

信号2：面呈红色，主热证，新生儿面色嫩红不属病态。

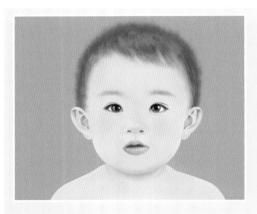

信号3：面呈黄色，多属脾虚或有湿浊，新生儿生理性黄疸不属病态。

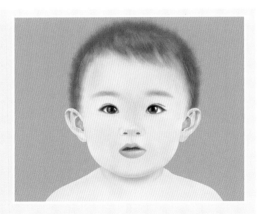

信号4：面呈青色，主寒证、痛证、血瘀证、惊厥，一般来讲，若孩子面呈青色，病情往往较重，应多加观察，及时就医。

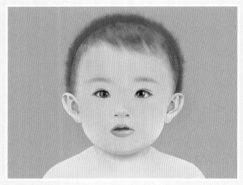

信号5：面呈黑色，主寒证、痛证、血瘀证、水饮证，若孩子肤色黑红润泽，体强无病为正常。

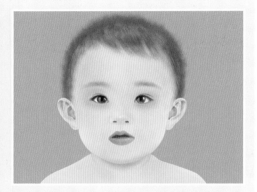

信号6：面色黑、晦暗，为肾气衰竭，无论新病久病，均属病重。

❷ **望形态：**指观察孩子形体的强弱、胖瘦和动静姿态，以推测疾病的变化。

孩子形态释放的信号

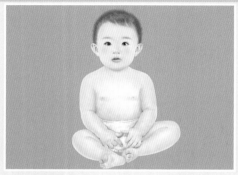

信号1：发育正常、筋骨强健、肌肤丰润、毛发黑泽、姿态活泼，说明先天体质良好、营养良好，属健康表现。

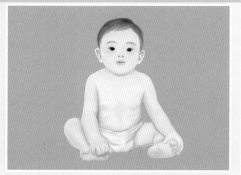

信号2：生长迟缓、筋骨软弱、皮肤干枯、毛发枯黄、囟门逾期未闭、姿态呆滞，说明先天体质不佳、营养不良，属于病态。

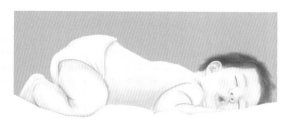

信号3：喜俯卧，多为乳食内积。

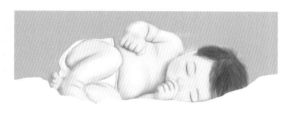

信号4：喜蜷卧，多为腹痛。

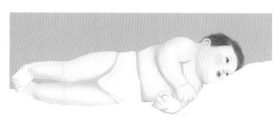

信号5：颈项强直，使身体仰曲如弓状，四肢肌肉收缩抽搐，多为惊风。

❸ **审苗窍**：指观察口、舌、目、鼻、耳以及前后二阴。苗窍与脏腑关系十分密切，脏腑有病，在苗窍上能有所反映，故审察苗窍可以测知脏腑病情。

（1）望口：脾开窍于口，其华在唇，故孩子口唇颜色的变化可反映脾胃疾患。

孩子口、唇、咽部释放的信号

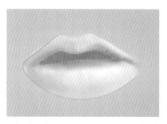

信号1：口唇淡白多为气血亏虚。

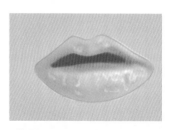

信号2：口唇干燥为伤津。

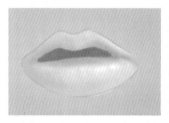

信号3：唇色青紫多为血瘀或寒证。

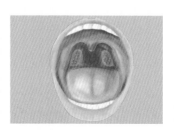

信号4：咽喉为肺胃之门户。咽红、乳蛾（以咽喉两侧腭扁桃体红肿疼痛，形似乳头，状如蚕蛾为主要症状的喉病）为外感风热或肺胃之火上炎。

（2）望舌：主要从舌体和舌苔两个方面进行观察。正常情况下，孩子舌体柔软，淡红润泽，伸缩自如，舌面有干湿适中的薄苔。孩子舌质通常较成人红嫩。

正常的舌象

舌苔：又称舌垢，指舌面上的一层苔状物。

舌体：舌体占舌的前2/3。正常的舌体运动自如，柔软灵活，颜色淡红而鲜明润泽，不胖不瘦，不老不嫩，大小适中，无异常形态。

孩子舌部释放的信号

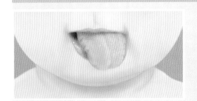 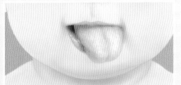 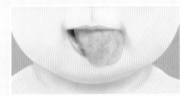

信号1：舌体胖嫩，舌边齿痕显著，多为脾肾阳虚或水饮痰湿内停。

信号2：舌质淡白，为气血亏虚；舌质红、少苔，为阴虚火旺。

信号3：舌苔剥落如地图，多因胃阴不足。

（3）望目：《灵枢·大惑论》曰"五脏六腑之精气，皆上注目而为之精"。故望目可探察五脏六腑的病变。健康的孩子黑睛圆大，神采奕奕，若双目无神则为病态。

孩子眼睛释放的信号

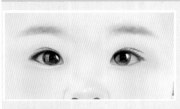 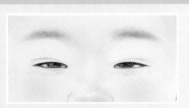 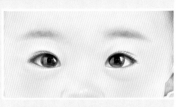

信号1：目赤而痒多为肝经风热。

信号2：睡时露睛为脾虚。

信号3：眼睑浮肿多为水湿上泛。

（4）望鼻：主要从鼻内分泌物和鼻翼状态进行观察。

孩子鼻子释放的信号

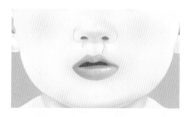

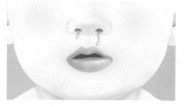

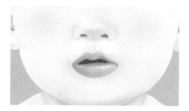

信号1： 鼻塞、流清涕为风寒感冒。

信号2： 鼻流黄浊涕为风热感冒。

信号3： 鼻翼煽动伴气急喘促为肺气闭塞。

（5）望耳：耳朵不仅是听觉器官，能够让人准确听见外界声音，而且也能帮助判断身体是否健康。

孩子耳朵释放的信号

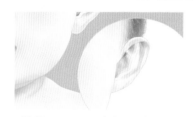

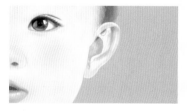

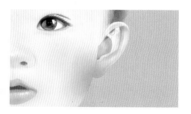

信号1： 孩子耳壳丰厚、颜色红润说明先天肾气充沛；耳壳薄软，耳舟不清，则为先天肾气未充。

信号2： 耳内疼痛流脓，为肝胆火盛之证。

信号3： 以耳垂为中心的腮部弥漫肿痛，是腮腺炎的表现。

（6）望二阴：由于男女前阴生理特点不同，故前阴症状有别。

孩子二阴释放的信号

性别	前阴	肛门
男孩	**信号1：** 阴囊应不紧不松，若阴囊松弛，色淡白者，多为体虚和发热征象。 **信号2：** 阴囊中有物下坠，时大时小，上下可移，为疝气。	**信号1：** 肛门红肿热痛，多是大肠湿热。 **信号2：** 肛门瘙痒，且夜间较剧，多是蛲虫病。 **信号3：** 大便坚硬带鲜血，多为肛裂。 **信号4：** 便后直肠脱出，多因久泻久痢、中气下陷所致之脱肛。
女孩	前阴红赤，多系膀胱湿热下注所致。	

❹ 望手部

指纹为食指虎口内侧所显露的一条脉络。指纹分三关:从虎口向指端,第1节为风关,第2节为气关,第3节为命关。验指纹一般适用于3岁以下的孩子。临床上根据指纹颜色的淡滞,可以识别疾病的寒热虚实。

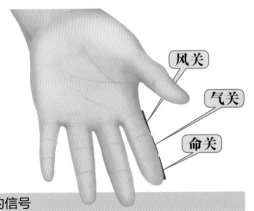

风关

气关

命关

孩子指纹释放的信号

信号1: 纹色鲜红浮露,为外感风寒。

信号2: 纹色紫红,为邪热郁滞。

信号3: 纹色青紫,为瘀热内结。

信号4: 指纹推之复盈缓慢,说明实邪内滞。

信号5: 纹现风关,提示病邪初入,病情轻浅。

信号6: 纹达气关,提示病邪入里,病情较重。

信号7: 纹进命关,提示病邪深入,病情危重。

信号8: 纹至指尖,即透关射甲,则说明病重危殆。

❺ 辨斑疹

斑疹多见于儿科外感时行疾病及杂病,如麻疹、风疹、幼儿急疹、紫癜等。斑色红,点大成片,平摊于皮肤,摸不碍手、压之不褪色者称之为"斑";形小如粟,高于皮肤者为"疹"。

不同斑疹释放的信号

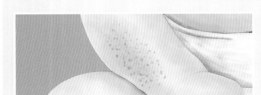

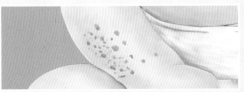

信号1: 斑色鲜红,触之不碍手、压之不褪色多为热入营血。

信号2: 斑色紫暗,面色苍白、脉细肢冷为气不摄血。

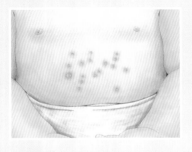

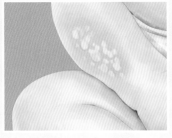

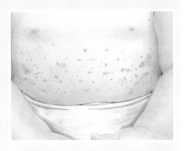

信号3: 斑色暗红,先稀后密,先头胸后四肢,形如粟米,抚之触手,可见于麻疹。

信号4: 疹色淡红,疹小稀疏,稍稍隆起,发出和隐没均较快,且无规律,可见于风疹。

信号5: 疹色玫瑰红,疹细稠密,热退疹出,可见于幼儿急疹。

❻ 察二便

新生儿出生后3~4日内排出胎粪，呈黏稠糊状，褐色，无臭气，每天2~3次。单纯母乳喂养的婴儿大便呈卵黄色，质稠，不成形，稍有酸臭气，每天3次左右。奶粉喂养为主的婴儿大便呈淡黄色，质较干硬，有臭气，每天1次或2次。当孩子饮食过渡到与成人相近时，大便也与成人的相似。

孩子二便释放的信号

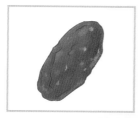

信号1： 若大便燥结，多为内有实热或阴虚内热。

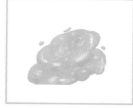

信号2： 大便稀溏，夹有白色凝块，为内伤乳食。

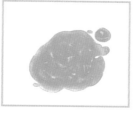

信号3： 大便稀薄，色黄秽臭，为湿热内滞。

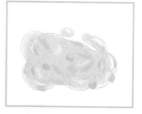

信号4： 若下利清谷（大便清稀，夹杂有未消化的食物），洞泄不止（大泻不止），则为脾肾阳虚。

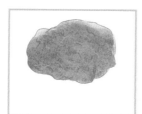

信号5： 若婴幼儿大便呈果酱色，阵发性哭吵，多为肠套叠。

信号6： 小便量多清澈，为寒。

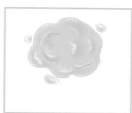

信号7： 小便量少色黄，为热；尿色深黄，为湿热内蕴。

◎ 闻诊

闻诊包括听声音和嗅气味。

闻味道知健康

- 口气臭秽，多为肺胃积热，伤食积滞。
- 大便酸腐，多因伤食。
- 臭味不显，完谷不化，多为脾肾阳虚。

- 小便气味骚臭，多属湿热下注。
- 呕吐物酸腐，多因食滞化热。

听声音辨疾病

- 孩子啼哭洪亮为实证，哭声细弱而微为虚证。
- 哭声清亮为正常或者病情轻浅，哭声尖锐或细微无力为病情危重。
- 正常情况下，孩子呼吸应是均匀调和，若呼吸气粗有力，多为外感实证。
- 若呼吸急促，喉间哮鸣者，为痰壅气道。

- 呼吸急迫甚则煽鼻，为肺气郁闭。
- 咳嗽是肺系疾病的主症之一，从咳嗽声和痰鸣声可以分辨其表里寒热。
- 咳声清扬，鼻流清涕，鼻塞声重，多为外感风寒。
- 咳声重浊，痰黄，多为外感风热。
- 干咳无痰，或痰少黏稠，多因燥邪犯肺或肺阴受损。

◎ 问诊

儿科问诊通常是医生询问家长，年龄较大的孩子也可作为问诊对象。了解孩子的相关情况有助于病情的分析，为明确诊断提供必要的依据。一般医生会问以下七类问题，家长带孩子就医问诊时可以提前准备好。

❶ 问一般情况：其中尤以询问年龄为重要，儿科许多疾病与年龄有密切关系。

- 新生儿和婴儿容易患夜啼、鹅口疮等。
- 婴幼儿容易患泄泻。
- 6个月以后的小儿容易患麻疹。
- 1岁左右的婴幼儿容易患幼儿急疹等。

❷ **问寒热**：主要询问清寒热的发作时间及持续时间。

- 孩子恶寒发热、无汗，多为外感风寒。
- 发热、有汗，多为外感风热。
- 寒热往来，多为邪犯少阳。
- 大热、大汗、口渴难忍为阳明热盛。
- 午后或傍晚低热，伴有盗汗，为阴虚之证。
- 夜暮发热，腹壁或手足心热，且胸满不食，多为乳食内伤。

❸ **问汗出**：主要询问出汗的多少、部位、时间等。孩子入睡时，头额汗出，若汗出不多，又无其他不适，不属病态。

- 若白天汗出较多，活动后尤甚，不发热，为气虚不固的"自汗"。
- 入睡则汗出淋漓，醒后汗止，为阴虚或气阴两虚的"盗汗"。
- 头部汗出者多表虚、里热或阳热上蒸。
- 上半身汗出者较全身汗出病证为轻，而全身汗出者病证属重。

❹ **问二便**：包括孩子大小便的次数、形状、颜色及排便时的感觉，部分可从望诊中获悉，有的需要从问诊中了解。

- 若大便溏薄不化，或先干后溏，次数较多，或食后欲便，多为脾失健运。
- 若泄泻日久，形瘦脱肛，多为中气下陷。
- 若便时哭闹不休，多为腹痛。
- 若小便刺痛，滴而不尽，多为湿热下注。

❺ **问饮食**：一般询问孩子的饮食偏好和三餐情况。

- 不思饮食，或饮食不多，兼见神疲面白，为脾胃虚弱。
- 若腹胀纳食不下，或兼见呕恶，为乳食积滞。
- 热病时，口渴欲饮为津伤。
- 渴而不欲饮，多为中焦湿阻。

❻ **问睡眠**：包括睡眠时长、入睡时间、入睡后状态等。

- 睡眠不稳，辗转反侧，喜俯卧者，多为气血失和、胃弱疳积。
- 睡中惊惕，梦中呓语，多为肝旺扰神或胃中不和。
- 睡中露睛，多为脾虚。
- 睡中磨牙，多为胃气失和、肝火内盛。

❼ **问个人史**：包括胎产、喂养、生长发育、预防接种史等。

◎ 切诊

切诊是诊断儿科疾病的重要手段，包括脉诊和触诊两个方面。

❶ 脉诊

脉诊是通过按触人体不同部位的脉搏，以体察脉象变化的切诊方法。孩子的脉象与成人的相比，较软而跳动稍快，年龄越小，脉搏越快，且容易因恐惧、活动、啼哭等影响脉象。《小儿药证直诀》提出："脉乱不治，气不和弦急，伤食沉缓，虚惊促急，风浮，冷沉细。"浮为病在表，沉为病在里；数为热，迟为寒；有力为实，无力为虚。

❷ 触诊

触诊是通过手直接触摸孩子某些部位，以了解局部变化，从而推断疾病部位、性质和病情轻重的一种诊病方法，包括触摸头囟、胸腹、四肢、皮肤等。

部位	推断病情
头囟	● 正常小儿前囟在18个月后关闭，若逾期不闭，是先天肾气不足或因多病、泻痢等阳气不足所致。 ● 若见囟门高胀凸起，多因火热上冲所致。 ● 囟门凹陷，可见于泻甚失水，囟门应期未合，且宽大，头缝开解，则为解颅。
胸腹	● 胸廓高耸如鸡之胸，后凸如龟之背，为骨疳。肋骨串珠为虚羸之证。 ● 一般来说，腹痛喜按，多见于虚证。腹痛拒按，多见于实证。 ● 腹部胀满，叩之如鼓者，为气胀。 ● 叩之有浊音，按之有液体波动感，且随体位移动者，多为腹水。 ● 右下腹按压痛，兼见发热，右下肢拘挛者，多属肠痈。
四肢	● 平素肢末不温，为阳气不足。 ● 手足心发热，为阴虚内热。 ● 四肢肌肉结实者，为体壮。 ● 四肢肌肉松弛软弱者，为脾气虚弱。
皮肤	● 肤冷汗多，为阳气不足。 ● 肤热无汗，为热闭于内。 ● 肤热汗出，为热蒸于外。 ● 皮肤干燥缺乏弹性，为吐泻耗伤阴液之证。 ● 肌肤肿胀，按后凹陷随手而起，属于气肿或阳水水肿。 ● 肌肤肿胀，按后凹陷难起，属于阴水水肿。

日常生活中，成人不舒服时可以通过推拿调理身体，其实孩子也一样。很多家长在没有接触小儿推拿时，可能会怀疑它的效果，一旦尝试后，就会惊叹它的神奇，简单的捏捏按按就能缓解孩子的症状，让孩子越来越健康。

虽然小儿推拿的原理与成人推拿原理一样，但是根据孩子生理、病理特点的研究发现：小儿推拿有它的特殊性，有些穴位是小儿特有的，如坎宫。所以，小儿推拿对于孩子的治疗效果尤为明显，它是公认的绿色外治疗法，适应证广泛。同时，小儿推拿还可以改善孩子体质，增强免疫力，提高孩子的睡眠质量，促进生长发育等。

小儿推拿优势：见效快，不痛苦

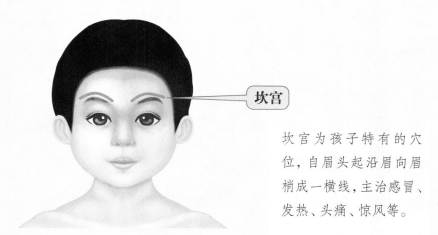

坎宫

坎宫为孩子特有的穴位，自眉头起沿眉向眉梢成一横线，主治感冒、发热、头痛、惊风等。

◎ 孩子不愿意吃药，试试捏按穴位

孩子脏腑娇嫩，功能发育尚不完善，机体的抵抗力较低，很容易受外界因素的影响，引发疾病。通常孩子一生病，最着急的就是家长，不忍心看到孩子经受疾病的痛苦，生病了就给孩子吃药，希望孩子尽快恢复。但要将颜色各异、味道不佳的药物顺利地喂到孩子嘴里，有时候真是一件令家长头疼的事。

小儿推拿属于中医外治疗法的一种，被称为以手代针、以指代药的特别疗法，具有绿色安全、无副作用、疗效显著等优点。孩子的常见病，如感冒、发热、咳嗽、湿疹等，用推拿代替吃药，能够帮助家长减少孩子服药难的困扰，也能为孩子的胃肠及肝肾减轻负担。

◎ 孩子对药物过敏，可以用推拿来代替

如今，受到环境、饮食和遗传因素的影响，过敏体质的人越来越多，其中一部分更是从一出生就表现出明显的过敏症状，如过敏性湿疹等。有些孩子会对部分药物过敏，这就让治疗变得更为困难。

对于过敏性疾病的治疗，避免接触过敏原是较有效的方式。假如孩子生病了，但对于所服用的药物有明显的过敏反应，则可以将传统安全的推拿疗法作为首选治疗方式。

◎ 需要长期服药的慢性病，捏捏按按效果好

当孩子患有慢性疾病时，全家都会提心吊胆。慢性病在儿科病症中特别常见，这类病症多以口服药物为主要治疗方式。长期服药不但会加重孩子的肝肾负担，同时也会对孩子的心理造成不良影响。

面对这样的情况，家长可以从外部进行治疗，选择推拿这种没有副作用的保健方式。无论是在慢性疾病的发作期还是缓解期，通过推拿都可以达到调整脏腑功能、调畅气血运行、恢复人体阴阳平衡的作用。因此，对于慢性疾病的治疗，家长不妨试试推拿疗法，长期坚持会收获意想不到的效果。

◎ 推拿能够改善早产儿体质

早产儿由于胎龄不足，机体各组织器官的功能发育不够完善，特别是胃肠功能较弱，容易出现食欲不振、呕吐、腹胀、腹痛等症状，严重影响营养物质的吸收。除此之外，早产儿先天不足，再加上后天脾胃功能较弱，所以机体免疫力低，易受外邪侵袭而引发各种疾病，形成偏颇体质。

婴儿期是早期干预偏颇体质的关键阶段，通过小儿推拿疗法进行个性化调理，有助于缩短早产儿多种临床症状的消失时间。同时，小儿推拿还可以促进孩子大运动及精细运动的发展，最终纠正体质偏颇，保障孩子的健康成长。

◎ 推拿"治未病"

身处同一个环境内，有人会生病，有人却安然无恙，这是因为每个人的免疫能力不同。中医上有这么两句话，"正气存内，邪不可干""邪之所凑，其气必虚"，说的正是当人正气自然充足、抵抗力强时，得病概率就会大大降低。

大量临床实践证明，小儿推拿一方面可顾护正气，减少孩子患病概率，让孩子少生病、不生病；另一方面也是更为重要的一点，可以针对前期身体的异常反应进行早期干预，将一些疾病扼杀在摇篮里。这正是中医所谓的"治未病"思想的体现。

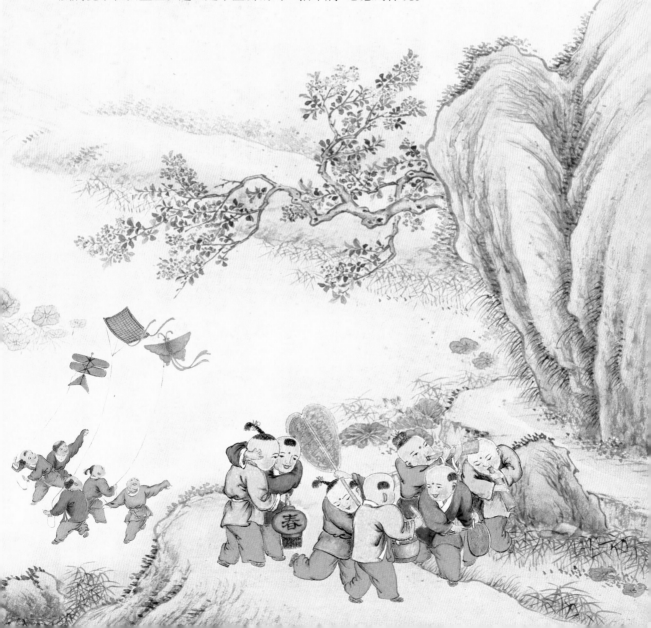

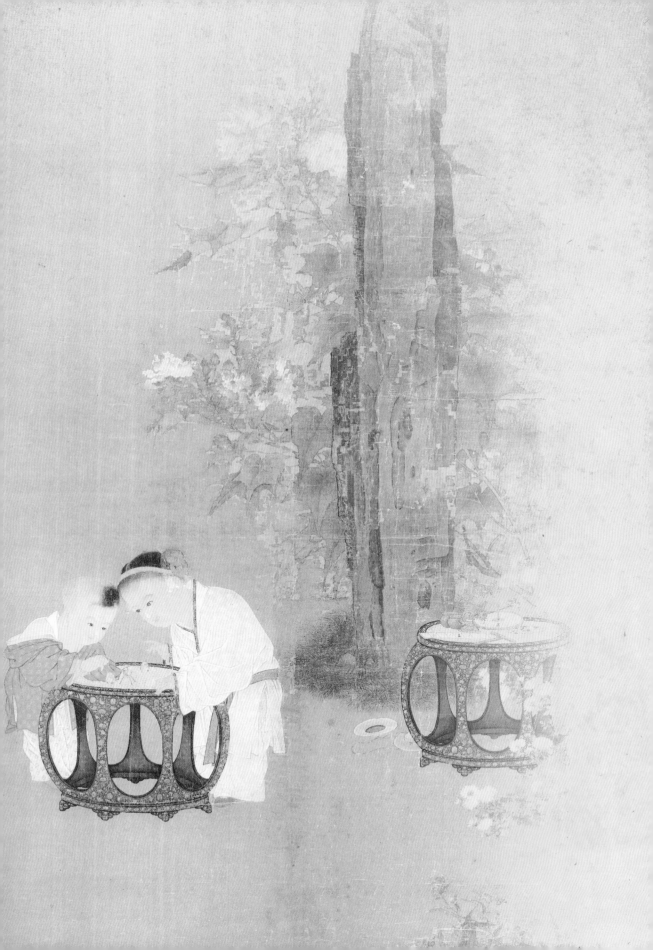

◎ 第二章 ◎

基本手法和特色手法

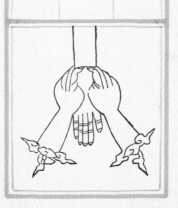

直推法

操作手法

为单方向直线运动，即从一个点推向另一个点。临床上有拇指指腹推或食、中二指指腹推或食、中、无名三指指腹推。小儿推拿的推法用于线性穴位。其法轻快无比，快到每分钟200次左右。

推拿要领

直推和分推时必须始终如一，呈直线单行方向。一般认为上推为升，为补，为温；下推为清，为泻，为降。如推上三关、退六腑、清天河水、清大肠、补大肠、上推七节骨或下推七节骨等。

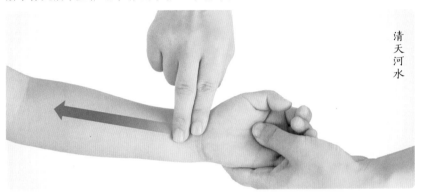

清天河水

分推法

操作手法

用两手拇指指腹或桡侧，或食、中二指指腹，自穴位向两旁作分向推动，或作"八"字形推动。头面、手腕、背部多用拇指，腹部可用拇指、多指，或大鱼际。

推拿要领

推动穴位时，动作须有节律性，用力均匀柔和。分推法即分阴阳，多用于起式，能分别阴阳、分理气血、激活经络与穴位，还能消积导滞、化痰行气、消胀止痛。

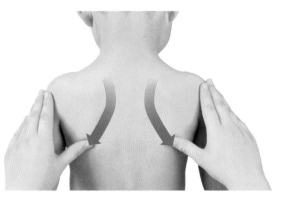

分推肩胛

合推法

操作手法

用两拇指指腹自穴位两旁向穴中推动合拢，此法动作方向与分推法相反。头面部、手腕、背部多用拇指，腹部可用拇指、多指。

推拿要领

拇指或食、中二指指间各关节要自然伸直，不要有意屈曲。合推法也称合阴阳。与分阴阳刚好相反，能固守气血，分为起式，合就为收式。

合推手阴阳

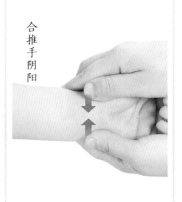

旋推法

操作手法

一手固定手腕，另一手食指、中指、无名指托扶孩子手指背，拇指盖住其指腹，然后顺时针或逆时针回旋推动。

推拿要领

旋推法只用于手指螺纹面。古人规定顺时针为补，逆时针为泻（与目前湘西流派顺时针旋推为补，从指尖直推到指根为泻不同）。旋推法非常轻快，要求术者沉肩、垂肘、悬腕。

旋推脾经

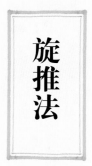
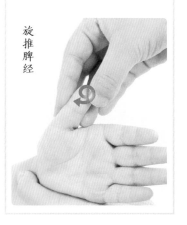

摩法

操作手法

以食指、中指、无名指或手掌附着于体表一定部位，做环形而有节律的摩动（此手法不带动皮下组织）。本法多用于头面部、胸腹部的面状及点状穴。

推拿要领

根据病情和体质，做摩法时注意顺时针或逆时针方向，一般顺时针为泻，逆时针为补。

顺摩腹

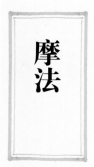
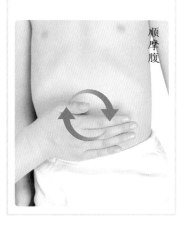

按法

操作手法

稍大面积的垂直下压为按法，分为指按和掌按，多用指腹和掌根。垂直下压，不宜斜向。指、掌着力，先轻渐重，由浅入深，感到酸胀为度。每按压至孩子局部酸、麻、胀、痛时，可适当停留数秒，放松后再按。

推拿要领

本法具有刺激性强而舒适的特点，其中指按法接触面积小，刺激较强，常在按后施以揉法，一般多用于面部及肢体穴位；掌按法面积较大，沉实有力，舒缓自然，多用于背腰部、下肢后侧等。

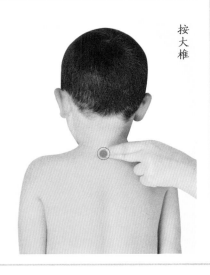

按大椎

揉法

操作手法

以拇指、食指、中指或手掌附着于体表一定部位，做环形而有节律的揉动（此手法应带动皮下组织）。

推拿要领

操作时压力要均匀着实，动作宜轻柔而有节律性。本法具有调和气血、祛风散热、理气消积等作用，指揉法常用于点状穴及经穴，鱼际揉和掌揉法适用于面状穴。

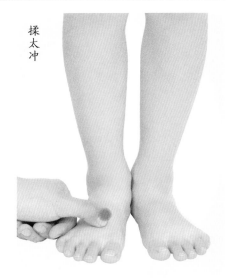

揉太冲

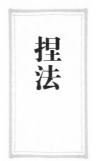

掐法

操作手法

掐法是用指甲重刺穴位的方法，是强刺激手法之一。

推拿要领

掐时要逐渐用力，注意不要掐破皮肤，掐后轻揉局部，以缓解不适之感。临床上适用于头面部、手足部点状穴位，用于小儿急性惊症，如掐人中、掐十宣等。

掐人中

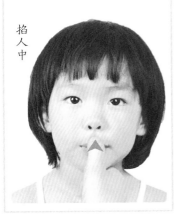

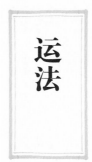

捏法

捏法

以拇、食、中三指同时用力提拿皮肤，双手交替捻动向前的手法。

推拿要领

操作时两手交替进行，不可间断，不可带有拧转，捻动须直线进行，不可歪斜。主要用于脊柱线状穴的操作，用于治疗疳积，故称为"捏脊（积）"。

捏脊

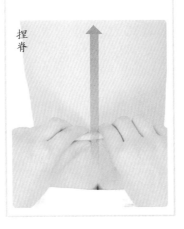

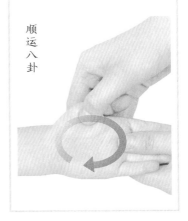

运法

操作手法

指端在两点间做弧形或环形推动的手法，它是小儿推拿手法中最轻的一种。

推拿要领

常用于线状穴、面状穴及点状穴等小儿头面部及手部特定穴的操作。指腹一定要贴紧施术部位，宜轻不宜重，宜缓不宜急，是用指腹在体表穴位上做旋转摩擦移动，不带动皮下组织。

顺运八卦

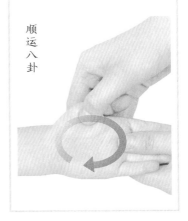

捣法

操作手法

用中指指端或屈曲的指间关节，做有节律地叩击穴位的方法。常用于点状穴。

推拿要领

孩子穴区太小，应注意部位的固定和击打的准确性。捣法常用于点状穴区，特别是四肢关节处，能活络通关、镇惊定志，如捣小天心。亦可用于头部、额部等肌肉较少之处，操作时有"嘣嘣"声响，有醒脑开窍的作用。可用于小儿遗尿、小儿抽动秽语综合征、小儿多动症、鼻炎、耳鸣耳聋等。

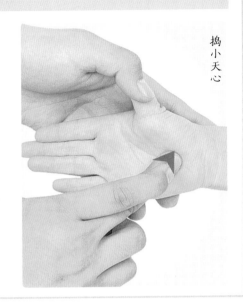

捣小天心

拿法

操作手法

用拇指与食指、中指相对捏住某一部位或穴位，逐渐用力内收，并做持续的揉捏动作。

推拿要领

捏而提起谓之拿。操作时，术者肩臂要放松，腕掌要自然蓄力，用拇指指腹着力。拿法是重要的放松及消除疲劳的手法，具有疏通经络、活血化瘀之功，用于缓解肢体疼痛、强直和肩背酸楚等。拿的方向为向上向外，有升提气机、发散外邪的作用。

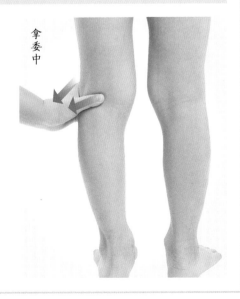

拿委中

张素芳特色手法

◎ 四步摩腹法

操作手法

①从右下腹开始先重按一下，接着沿升结肠向上轻摩。②到升结肠与横结肠交接部位重按一下，然后轻摩。③到横结肠转向降结肠位置重按一下后即轻摩。④最后至乙状结肠与直肠交接处再重按后轻摩，周而复始。

推拿要领

操作时要求肩关节放松、肘关节屈伸、腕关节微屈，手法轻重适度、刚柔得体，动作灵活自如，身体可随手的位置变化而轻微调整。此手法具有导滞通便的作用，用于治疗先天性巨结肠及顽固性便秘。

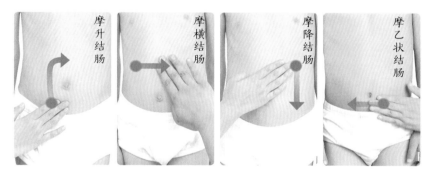

摩升结肠　摩横结肠　摩降结肠　摩乙状结肠

◎ 循法

操作手法

循法又称循经推拿法。肺热者多自少商揉起，沿少商、鱼际、太渊而上。虚证或痰多者自天突揉起，向下经膻中推至中脘。

推拿要领

操作时要循经而施，不得离经。自少商开始按揉，具有清肺利咽的作用，可治疗咽炎、喉炎、扁桃体炎；自天突开始按揉，可和胃降逆、化痰止咳，用于治疗支气管炎、肺炎等。

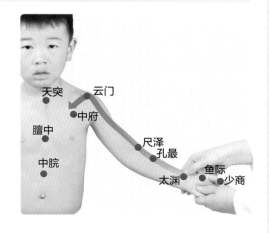

天突　云门　中府　膻中　中脘　尺泽　孔最　太渊　鱼际　少商

◎ 叩法

操作手法

以双手食、中、无名三指指端着力，在头两侧胆经或后背部督脉进行轻轻叩击动作。

推拿要领

操作时肩、肘、腕放松，以腕发力，指端着力。用力要稳，轻巧而有弹性，动作要协调而有节律，可轻重交替。本法有醒脑开窍、益智健体的作用，可用于脑部发育迟缓或脑瘫的治疗。

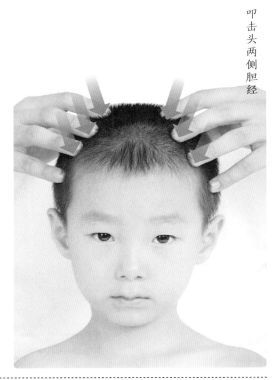

叩击头两侧胆经

◎ 抚脊法

操作手法

食、中、无名三指分别置于督脉和两侧膀胱经，自上而下，食指和无名指自大杼开始，经肺俞、厥阴俞、心俞、膈俞、肝俞、脾俞、肾俞抚至白环俞，中指从大椎沿脊柱抚至腰俞，反复操作。

推拿要领

操作时手法力度轻、速度慢、频率缓。本法有镇惊安神、安魂定魄的作用，用于治疗小儿夜啼等虚证。

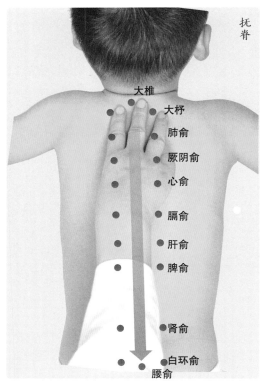

抚脊

大椎
大杼
肺俞
厥阴俞
心俞
膈俞
肝俞
脾俞
肾俞
白环俞
腰俞

◎ 捻揉十指（趾）法

操作手法

　　掐揉掌指（趾）关节，并从指根至指尖开始捻揉十指（趾）指间关节各1~3分钟，再轻轻拔伸手指及足趾。

推拿要领

　　操作时手法力度以孩子能承受为宜。指趾关节是骨骺集中部位，多刺激这些部位，可促进骨骺的形成与生长，用于小儿生长发育迟缓的矮小症。

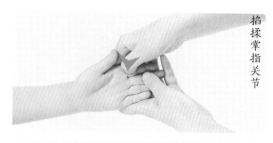

掐揉掌指关节

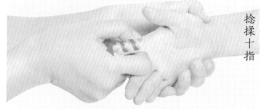

捻揉十指

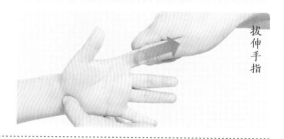

拔伸手指

◎ 摇肘肘

操作手法

　　术者先用右手拇、食、中三指托住孩子右手肘肘（在肘关节、鹰嘴突处，即肘尖），再以左手拇指插入孩子虎口，同时用中指按定天门（乾卦），然后屈孩子手左右摇之，摇20~30次。

推拿要领

　　一手托牢固定好肘肘，另一手摇动时才能稳固。主治腹痛、腹胀、气机不畅、脾胃不和、上肢麻痹等。

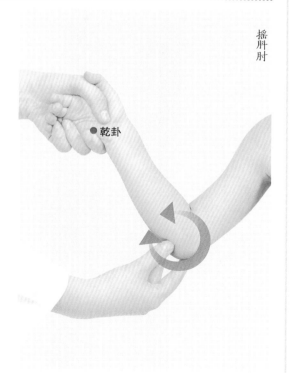

摇肘肘

● 乾卦

◎ 猿猴摘果

操作手法

①食、中二指侧面分别夹住孩子耳尖向上提。②再以拇、食二指捏住两耳垂向下扯，如猿猴摘果之状。向上提10~20次，向下扯10~20次。

推拿要领

食、中二指夹住耳上方，操作时手指夹耳向上、向下提拉时，力度不可过重，用力均匀，使孩子感到舒适即可。如遇惊吓导致孩子夜啼，建议首选猿猴摘果，操作10~20次。主治夜寐不安、烦躁哭闹、惊吓及食积等。

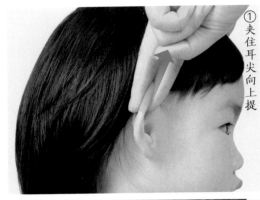

①夹住耳尖向上提

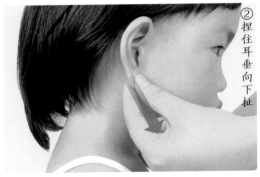

②捏住耳垂向下扯

◎ 赤凤点头

操作手法

左手托孩子肘肘，右手拿孩子中指上下摇之，如赤凤点头之状，摇20~30次。

推拿要领

小儿关节娇嫩，操作时要轻柔和缓，上下摇动时，牵拉力量适度，不可粗暴。对寒性腹痛可起到通关顺气、温中散寒的作用。若遇热症，操作时要适度加大摆动幅度，且要适当用力，以达到消积除胀、通关泻热的功效。

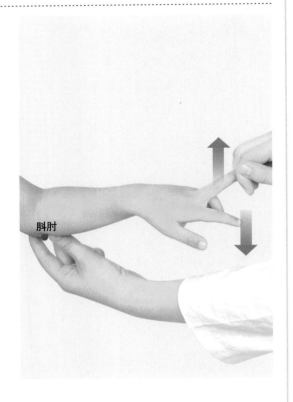

肘肘

◎ 打马过天河

操作手法

①先用右手中指运内劳宫（掌心中，握拳屈指时中指指尖处）。②再用右手食、中二指指腹蘸凉水，由总筋（手腕掌后横纹中点）起，食、中二指交替弹打至洪池（肘关节内侧，肘横纹中点），或用食、中二指弹至肘弯处，边弹打边吹凉气，20~30次。

推拿要领

操作时先用凉水运内劳宫，再以食、中指指腹蘸凉水打至洪池，可增强退热效果。主治恶寒发热、高热、神昏、麻木等。

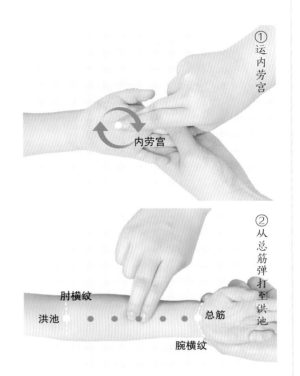

①运内劳宫

内劳宫

②从总筋弹打至洪池

肘横纹

洪池　　　　　总筋

腕横纹

◎ 苍龙摆尾

操作手法

左手托孩子肘肘，右手握住孩子食、中、无名、小指四指，左右摇动如摆尾状。摇20~30次。

推拿要领

握住孩子四指时，不可力度过重，切勿脱手。主治发热、大便不通、胸闷烦躁等。

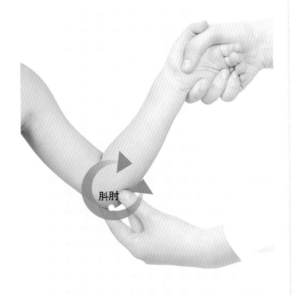

肘肘

◎ 飞经走气

操作手法

①右手拿孩子左手不动，再以左手四指从曲池（在肘弯横纹头凹陷中）起，按之、跳之至总筋处（手腕掌后横纹中点）数次。②按拿孩子阴池、阳池（在手掌根小天心两侧，拇指侧为阳池，小指侧为阴池）。③右手将孩子左手四指向上、往外一伸一屈，连续操作20~50次。此为1遍。

推拿要领

跳穴时力度要适中，手肘皮肤稍有指印即可。主治咳嗽痰多。孩子咳嗽痰多时，可用飞经走气推拿9遍。

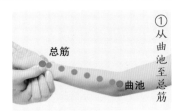

① 从曲池至总筋

总筋　曲池

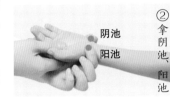

② 拿阴池、阳池

阴池　阳池

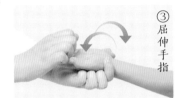

③ 屈伸手指

◎ 黄蜂入洞

操作手法

左手扶孩子头部，右手食、中二指指腹在孩子两鼻孔做上下揉动，揉20~50次。

推拿要领

治外感风寒、鼻塞不通、发热无汗、流涕等。本穴实际多揉于鼻孔下方。术者两指蘸葱姜水再揉，治疗鼻塞效果更好，有通气的功效。

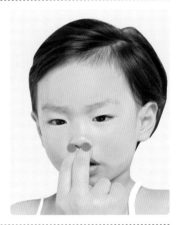

◎ 按弦走搓摩

操作手法

孩子仰卧，双手上举至头部，术者用双掌在孩子两腋下至肚角处自上而下做搓摩50~100次。

推拿要领

本手法有两类人不宜使用：一是中气下陷者，症状表现为脘腹胀满、久痢不止、脱肛等；二是肾不纳气者，症状表现为气喘、动辄出汗等。

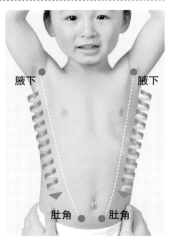

腋下　腋下

肚角　肚角

◎ 天门入虎口

操作手法

术者右手拇指、中指捏住孩子拇指，食指托住孩子指根，左手拇指和其余四指夹住孩子的食指、中指、无名指、小指四指，使拇指向上，手掌向外，再以拇指内侧面自孩子拇指尖尺侧沿赤白肉际推到虎口，推100~200次。

推拿要领

令孩子手掌朝上，拇指蘸葱姜水再推，效果更佳。主治风寒感冒初引起的鼻塞、流涕、打喷嚏等。

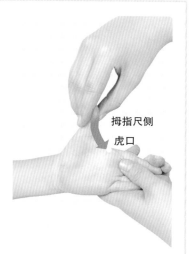

拇指尺侧

虎口

◎ 水底捞明月

操作手法

左手持孩子三指，再以右手食指、中指固定孩子拇指，然后术者以拇指自孩子小指指尖推至小天心处，再转入内劳宫（掌心中，握拳屈指时中指指尖处）为1遍，推30~50遍。

推拿要领

在临床上治疗高热神昏，即邪入营血的各类高热实证，亦可将凉水点入孩子手掌内劳宫推运，疗效更佳，但虚热证不宜用。

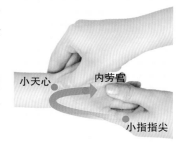

小天心　内劳宫

小指指尖

◎ 凤凰展翅

操作手法

双手食、中二指固定孩子腕部，同时以拇指分别捏按精宁（手背无名指与小指掌骨之间）、威灵（手背中指与食指掌骨交缝处）二穴，并上下摇动手臂，如凤凰展翅状，操作20~30次。

推拿要领

小儿麻痹、上肢不能抬举屈伸时，先用凤凰展翅20~30次，再配合按掐肩井20次、摇肘肘20次。若孩子夜啼，可配合猿猴摘果。主治寒证、寒喘、惊悸、噎膈及因风寒所致的咳喘等。

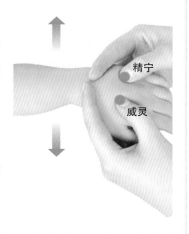

精宁

威灵

◎ 按摩咽周淋巴环

操作手法

　　①开天门；②从耳后翳风（在耳垂后方，当乳突与下颌角之间的凹陷处）开始以胸锁乳突肌为界推向缺盆（在锁骨上窝中央，距前正中线4寸）；③胸锁乳突肌之前从翳风经下颌角推至颌下；④勾揉扁桃体体表投影处；⑤侧推宝瓶（鼻翼两旁，自目内眦至迎香穴处）；⑥黄蜂入洞；⑦拿风池。此为1遍。

推拿要领

　　运用此法，手法宜轻柔，以推摩为主，依据淋巴循环方向、分布区域进行推摩，每环节操作100~300遍。主治咽周急慢性淋巴结肿大引起的耳鼻喉疾患。

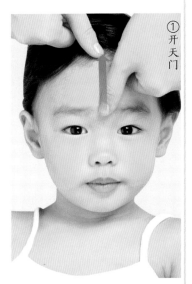

①开天门

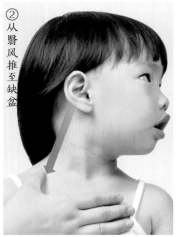

②从翳风推至缺盆

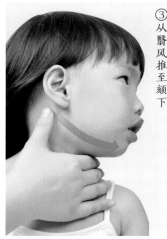

③从翳风推至颌下

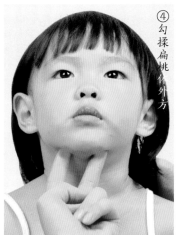

④勾揉扁桃体外方

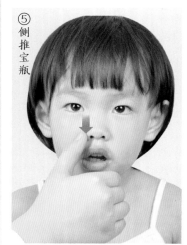

⑤侧推宝瓶

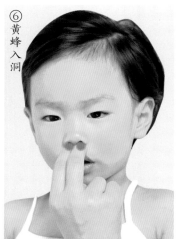

⑥黄蜂入洞

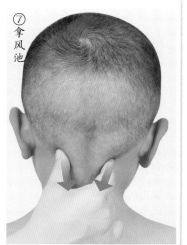

⑦拿风池

◎ 开璇玑

操作手法

①从璇玑处（天突下1寸，胸骨柄中央，属任脉），沿胸肋自上而下，向左右两旁分推；②自鸠尾（在上腹部，前正中线上，当胸剑结合部下1寸）处向脐直推10余次；③顺时针摩腹部30~50次；④从脐推至小腹。此为1遍，一般3~5遍。

推拿要领

治疗孩子咳嗽痰多时，应先化痰和排痰，操作时可先揉天突3次，开璇玑3~5遍。因为孩子年纪小，揉天突时力道不宜过重。

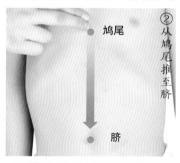
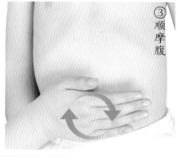
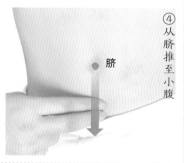

◎ 运土入水

操作手法

用拇指桡侧从孩子拇指端脾土沿手掌边缘运向小指端的肾水，运100~300次。

推拿要领

注意操作方向，不要与运水入土混淆。此法治疗的尿频赤涩多由肾阴不足、摄纳失调引起。

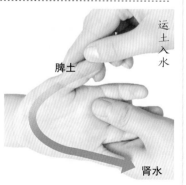

◎ 运水入土

操作手法

用拇指桡侧自小指端肾水沿掌根运向拇指端脾土，运100~300次。

推拿要领

与运土入水操作手法相同，但是方向相反，所产生的作用也完全不同。运水入土多用于久病、虚证，如由肾气不足导致的呕吐、腹泻等；而运土入水多用于新病、实证，如孩子常见燥热引发的小便不利、体弱腹胀等。

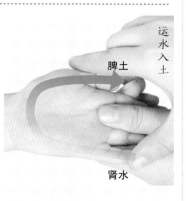

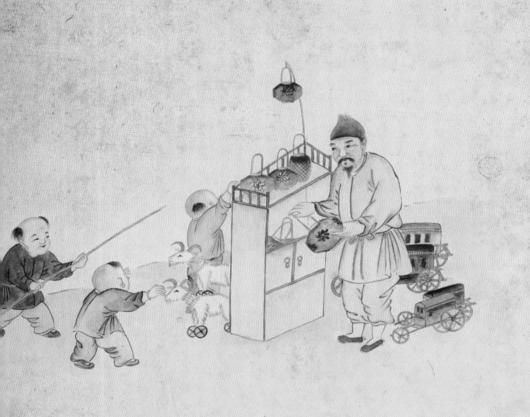

第三章 ◎

穴位与操作精解

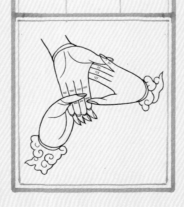

◎ 头面部穴位及操作

◎ 百会

位置 — 头顶正中线与两耳尖连线的交点。

操作 — 右手拇指指腹或食、中、无名三指摩揉之，揉100~200次。

功效 — 主治头痛、惊风、目眩、脱肛、遗尿、慢性腹泻等症。孩子有恶心、呕吐及痢疾、反复便意时，注意不能操作此法，否则会加重病情。遇腹痛不止甚至大便出血，可用艾灸百会治疗。

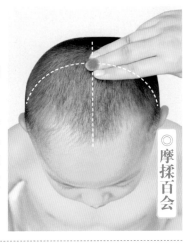

◎ 摩揉百会

◎ 印堂

位置 — 两眉连线之中点。该穴为经外奇穴。

操作 — 左手扶孩子头部，右手拇指侧面自眉心向上推至天庭（额头处），推20~30次，继以拇指指甲掐之。

功效 — 主治昏厥抽搐、慢惊风、感冒、头痛等。印堂可作望诊用，如印堂红润、光泽、圆润，是为身体健康。

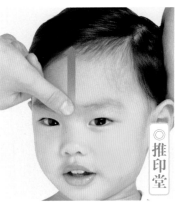

◎ 推印堂

◎ 攒竹

位置 — 在面部，当眉头凹陷中，眶上切迹处。

操作 — 拇指或食指按揉攒竹，按揉100次。

功效 — 是治疗眼睛方面疾病的要穴，治疗热证的效果通常比其他穴位要好，如眼睛红肿、肿痛等。

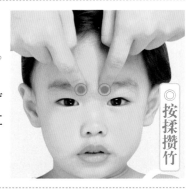

◎ 按揉攒竹

◎ 鱼腰

位置 — 在额部，瞳孔直上，眉毛中。

操作 — 拇指或食指按揉鱼腰，按揉100次。

功效 — 主治目赤肿痛、眼睑下垂、近视、急性结膜炎等症，有清热消肿的功效。

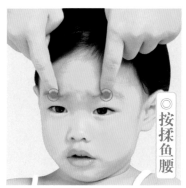

◎ 按揉鱼腰

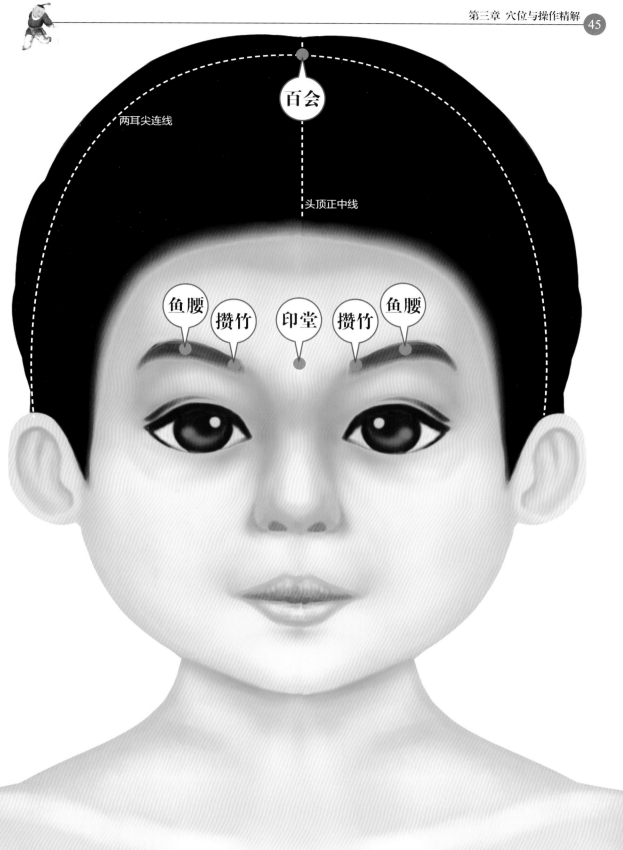

◎ 丝竹空

位置 → 在面部，当眉梢凹陷处。

操作 → 拇指或食指按揉丝竹空，按揉100次。

功效 → 能够有效治疗头痛、头晕、目眩、目赤疼痛，面神经麻痹等疾患。对牙齿疼痛等症状也有很好的调理和改善作用。

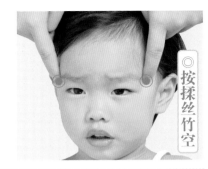

◎ 按揉丝竹空

◎ 山根

位置 → 两目内侧之中，鼻梁上低洼处。

操作 → 拇指指甲掐之，掐3~5次。

功效 → 主治慢惊风、抽搐等。山根可作望诊用，如山根处青筋显露为脾胃虚寒或惊风，如山根呈赤灰色为赤白痢疾，如山根发青为生病时间较长。

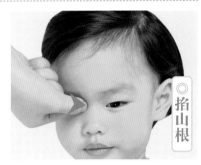

◎ 掐山根

◎ 睛明

位置 → 目内眦内侧凹陷处。

操作 → 拇指或食指按揉，或拇指和食指一起拿之。

功效 → 主治眼病的关键穴位。当有视力不佳、眼前如有薄雾、眼睛酸涩等不适症状时，只要经常按摩这个穴位，就可以有所改善。

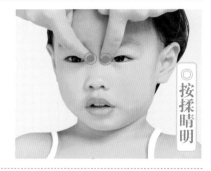

◎ 按揉睛明

◎ 四白

位置 → 在面部，目正视，瞳孔直下，当眶下孔凹陷处。

操作 → 拇指或食指按揉四白，按揉100次。

功效 → 可以缓解眼疲劳、眼干涩，改善近视等。

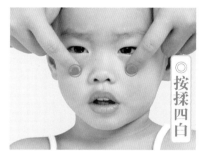

◎ 按揉四白

◎ 迎香

位置 → 鼻翼旁0.5寸，鼻唇沟中。

操作 → 食、中二指按揉，按3~5次，揉20~30次。

功效 → 主治鼻塞流涕、口眼歪斜、急性鼻炎、慢性鼻炎等。孩子鼻塞时，按揉20~30次，每天2遍。食、中二指按揉直至鼻内有通气的感觉，手法要轻柔。

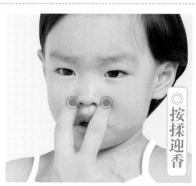

◎ 按揉迎香

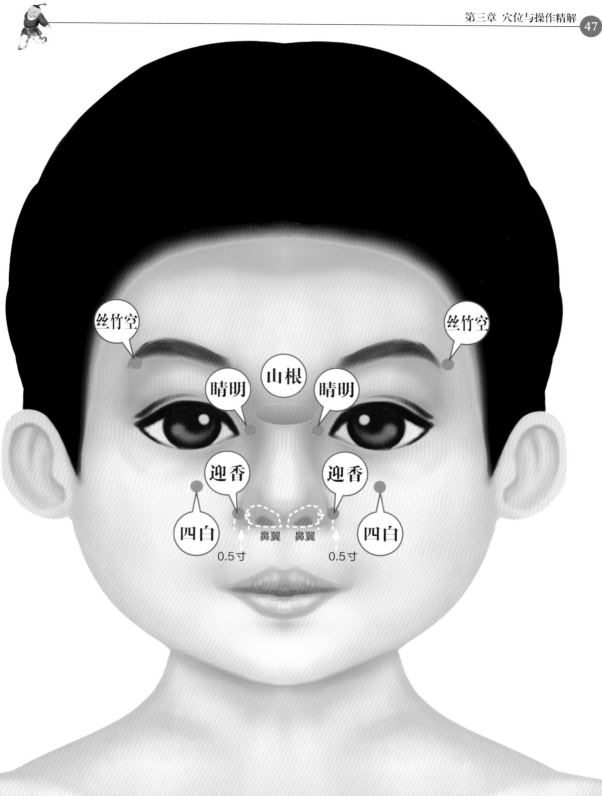

◎ 天门

位置▶眉心至前发际成一直线。

操作▶两拇指自孩子眉心向额上交替直推至发际，推30~50次，此操作法称开天门。

功效▶主治感冒发热、头痛、精神萎靡、惊惕不安等。作为起式手法，推24次，几乎每病必用，每人必用。若治疗头面及眼鼻病变，推30~50次。但对体质虚弱、出汗较多、患有佝偻病的孩子慎用。

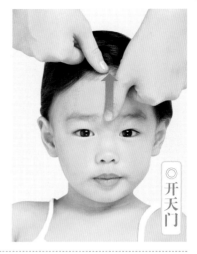

◎ 开天门

◎ 坎宫

位置▶自眉头起沿眉向眉梢成一横线。

操作▶两拇指自孩子眉心分推至眉梢，推30~50次，称推坎宫或推眉弓。

功效▶主治感冒发热、头痛、惊风、目赤痛等。治疗孩子外感发热、头痛，最好配合开天门（见本页）100~150次，再推坎宫100~150次，运太阳（见本页）100~150次，合用效果更好。也可以推完后用掐按坎宫来增强疗效。

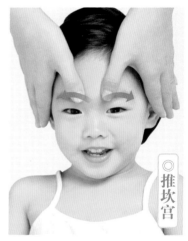

◎ 推坎宫

◎ 太阳

位置▶眉梢后凹陷处。

操作▶两手托扶孩子头部，再以两拇指运之，向眼为补，向耳为泻，运30~50次。也可用揉法。

功效▶主治感冒发热、有汗无汗、头痛、目赤痛等。主要用于外感发热。若外感表实、无汗，头痛用泻法，向耳朵方向运；若外感表虚、自汗，内伤头痛用补法，向眼睛方向运。

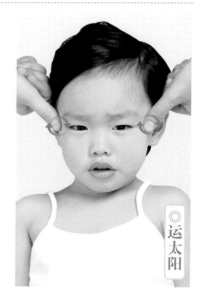

◎ 运太阳

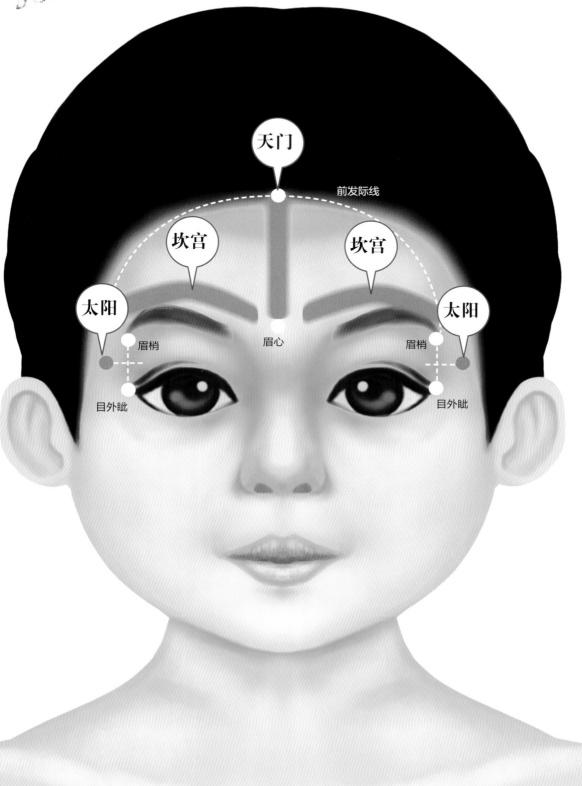

颈项部穴位及操作

◎ 耳后高骨

位置▶耳后入发际，乳突后缘高骨下凹陷中。

操作▶两手食指、中指、无名指、小指并拢，托扶孩子头部，再以拇指揉之，揉30~50次，向前为补，向后为泻。与开天门、推坎宫、运太阳（见48页）合称头面部四大手法。

功效▶主治感冒、头痛、惊风、痰涎、烦躁不安等。

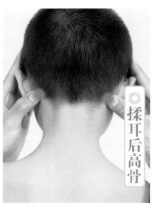

◎揉耳后高骨

◎ 风府

位置▶后发际正中直上1寸，枕外隆凸直下凹陷处。

操作▶左手四指抚孩子前额，右手拇指端揉风府处，揉20次。

功效▶主治外感风邪而致的伤风感冒、发热、鼻塞，以及内风上头而致的头晕目眩、头痛、项强、背痛等。

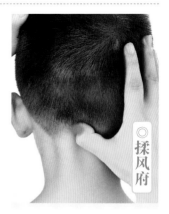

◎揉风府

◎ 风池

位置▶后发际（颈项上部）两侧凹陷处。

操作▶立于孩子身后，可左手四指抚孩子前额，右手拇、食二指同时于两穴掐之，掐3~5次。也可用拿法。

功效▶主治头项强痛、目眩、热病汗不出等。掐风池可治疗外感风寒引起的头痛、头晕。

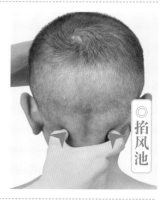

◎掐风池

◎ 天柱骨

位置▶颈后发际正中至大椎成一直线。

操作▶拇指或食、中二指指腹自上向下直推，称推天柱骨，又称推天柱，推100~500次。手指蘸凉水推，操作力度先轻后重，直至局部皮肤出现潮红为止。

功效▶主治后头痛、项强痛、呕吐、发热等。

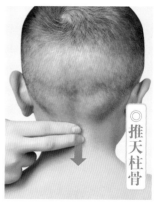

◎推天柱骨

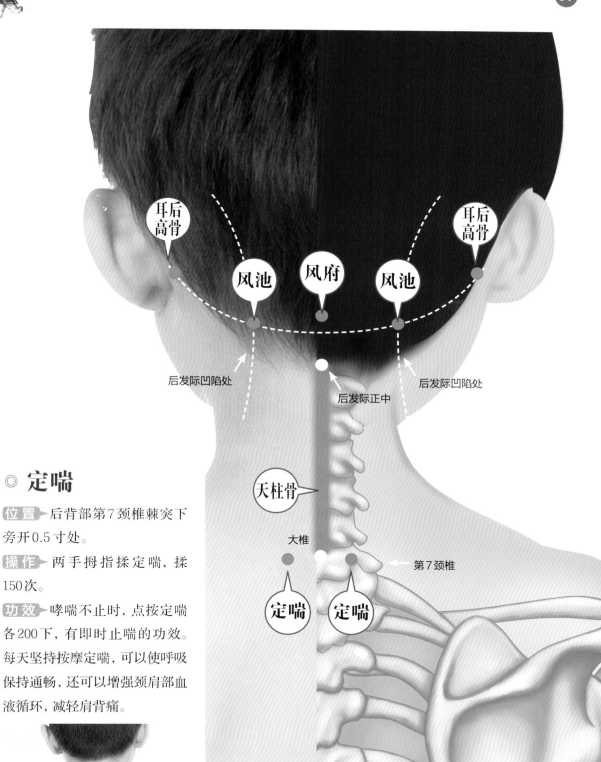

耳后高骨

风池

风府

风池

耳后高骨

后发际凹陷处

后发际凹陷处

后发际正中

天柱骨

大椎

第7颈椎

定喘

定喘

◎ 定喘

位置 后背部第7颈椎棘突下旁开0.5寸处。

操作 两手拇指揉定喘，揉150次。

功效 哮喘不止时，点按定喘各200下，有即时止喘的功效。每天坚持按摩定喘，可以使呼吸保持通畅，还可以增强颈肩部血液循环，减轻肩背痛。

◎ 揉定喘

胸腹部穴位及操作

◎ 天突

位置 ▶ 属任脉，胸骨上窝中央。

操作 ▶ 中指指腹揉之，或先按继而揉之，又称按揉天突，揉30~50次。也可用捏挤法。

功效 ▶ 主治痰壅气急、咳喘胸闷、咳痰不爽、恶心呕吐、咽痛等。治疗咳嗽时可采用术者一边揉天突，孩子一边吐气的方法，重复数次就能起到止咳功效。

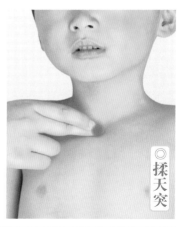

◎揉天突

◎ 膻中

位置 ▶ 两乳头连线中点凹陷处。

操作 ▶ 两手四指抚孩子两胁，两拇指同时于膻中向左右分推20~30次；再以食、中二指由胸骨柄向下推至膻中，推20~30次；最后以食、中二指或拇指按揉之。也可单用揉法、摩法。

功效 ▶ 主治胸闷气喘、呕吐呃逆、痰喘咳嗽等。本穴为治疗呼吸系统疾病的常用穴，临床上还常用此穴拔罐，治疗小儿急性支气管炎。

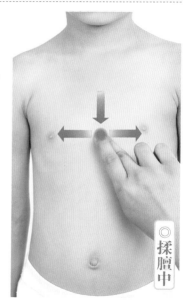

◎揉膻中

◎ 中脘

位置 ▶ 脐上4寸，胸骨下端剑突至脐连线的中点。

操作 ▶ 右手拇指或四指按而揉之，揉100~200次。也可用摩法。

功效 ▶ 主治胃脘痛、腹痛、腹胀、食积、呕吐、泄泻、食欲不振、打嗝等。治疗胃气上逆、呕吐等可推中脘，自喉咙往下推至中脘，推50~100次；但是反向操作时，有使孩子呕吐的记载，所以操作中要注意推拿方向不要弄错。

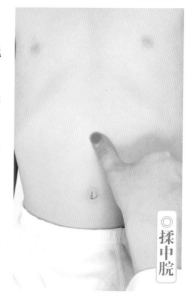

◎揉中脘

◎ 天枢

位置 脐旁2寸，左右各一。

操作 两拇指揉100~200次。

功效 配合神阙（肚脐）同时操作，可以右手中指按脐，食指与无名指各按两侧天枢穴同时揉动，揉100~200次。对孩子腹胀、腹痛、腹泻、痢疾、便秘、食积不化等症状的缓解效果很好。

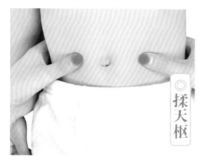

◎ 揉天枢

◎ 气海

位置 脐下1.5寸。

操作 用拇指或中指、掌根揉，揉100~300次。也可用按法。

功效 主治腹痛、腹泻、遗尿、脱肛、疝气等。本穴配合关元（见55页）可以治疗孩子遗尿，每晚孩子临睡前，父母用掌心同时按压这两处穴位，继而逆时针摩300~500次。注意孩子腹部保暖，不要着凉。

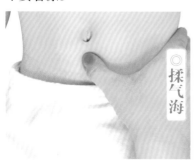

◎ 揉气海

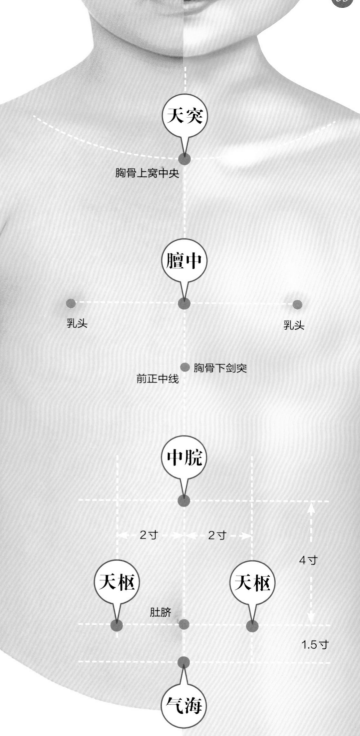

天突
胸骨上窝中央

膻中
乳头　乳头

胸骨下剑突
前正中线

中脘
2寸　2寸
4寸

天枢　天枢
肚脐
1.5寸

气海

◎ 云门

位置—锁骨外端下的凹陷处。

操作—拇指或中指揉云门，揉100次。

功效—可治胸中热、胸中烦满、咳嗽、气喘、肩臂痛和上肢不举等病症。每天早晚用中指指腹点揉云门1~3分钟，进行日常保健，有助于远离咳嗽痰多等症状。

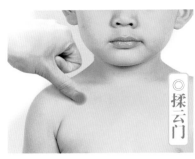

◎揉云门

◎ 中府

位置—锁骨外端下的凹陷中直下1寸处。

操作—拇指或中指揉中府，揉100次。

功效—咳嗽不止时，点按中府和肺俞（见56页）各200次，有即时止咳的功效。

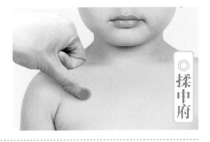

◎揉中府

◎ 乳旁

位置—乳头外侧旁开0.2寸。

操作—双手拇指指腹揉之，揉30~50次。

功效—主治胸闷、咳嗽、痰鸣、呕吐等。治疗孩子咳嗽时，可以双手拇指、食指分开，分别按揉同侧的乳旁和乳根，同时揉4处穴位，操作30~50次，能加强理气化痰止嗽的作用。

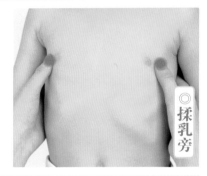

◎揉乳旁

◎ 乳根

位置—第5肋间隙，乳头直下0.2寸。

操作—双手拇指指腹揉之，揉30~50次。

功效—主治胸闷、胸痛、咳嗽、气喘等。每天早晚各1次，坚持揉乳根30~50次，对孩子气郁胸闷有很好的缓解作用。

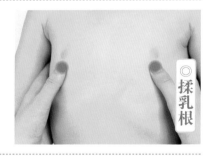

◎揉乳根

◎ 丹田

位置—小腹部，在脐下2.5寸。

操作—用掌摩丹田，逆时针摩100~200次（一般丹田都用逆摩法，没有顺摩）。

功效—主治小腹胀痛、腹泻、疝气、遗尿、脱肛等。治疗小儿遗尿症时，可揉丹田100次，再用力揉三阴交（见78页）20~50次，有很好的效果。

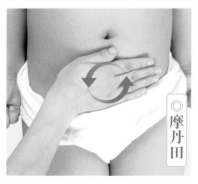

◎摩丹田

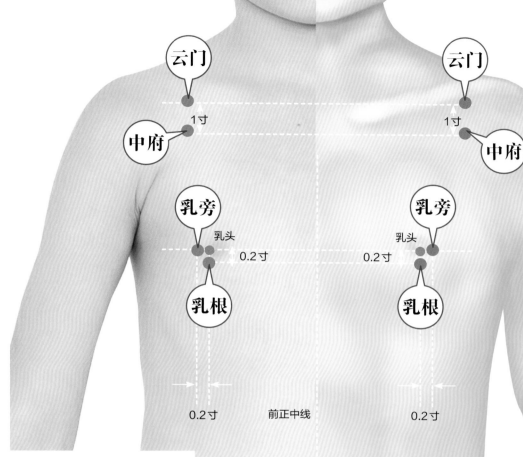

云门

1寸

中府

乳旁

乳头

0.2寸

乳根

云门

1寸

中府

乳旁

乳头

0.2寸

乳根

0.2寸

前正中线

0.2寸

肚脐

丹田

2.5寸

3寸

关元

◎ 关元

位置 脐下3寸，肚脐下缘和耻骨上缘连线的中点。

操作 令孩子仰卧，用中指指腹揉，揉100~300次。也可用按法、摩法。

功效 主治虚寒性腹痛、腹泻、痢疾等。操作时先补脾经（见64页）300次、揉板门（见70页）300次，再按揉关元100~150次，可缓解孩子腹部的疼痛感。

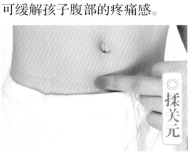

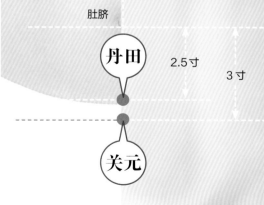

◎ 揉关元

腰背部穴位及操作

◎ 大椎

位置——第7颈椎棘突下凹陷中。

操作——中指指腹按或揉，称按大椎或揉大椎，按揉30~50次。也可用拿法。

功效——主治发热、项强、咳嗽、感冒、百日咳等。治疗风寒感冒时，应先将两手掌心搓热，然后按揉孩子脖颈大椎的位置，效果更好。此外每天拿大椎30~50次，对治疗孩子百日咳有一定的效果。

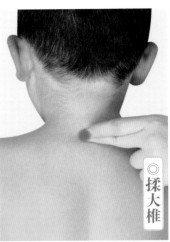

◎ 揉大椎

◎ 风门

位置——第2胸椎棘突下（第2胸椎与第3胸椎间），后正中线旁开1.5寸处。

操作——两手四指扶孩子肩，再以两手拇指指腹揉之，揉20~30次。

功效——主治感冒、咳嗽、气喘、鼻塞等。流感高发季节，每天为孩子揉风门100~200次，可以预防感冒。

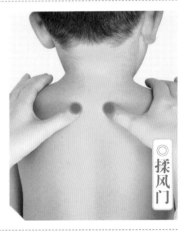

◎ 揉风门

◎ 肺俞

位置——第3胸椎棘突下（第3胸椎与第4胸椎间），后正中线旁开1.5寸处。

操作——两手四指抚孩子肩臂处，再以两手拇指指腹揉，揉50~100次。

功效——主治咳嗽、痰鸣、胸闷、胸痛、发热等。孩子咳嗽不止时，每天揉100~200次，可以止咳。孩子皮肤娇嫩，注意手法要轻柔，按揉时手指可以蘸一些姜葱水，增强疗效。

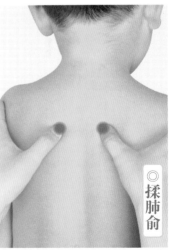

◎ 揉肺俞

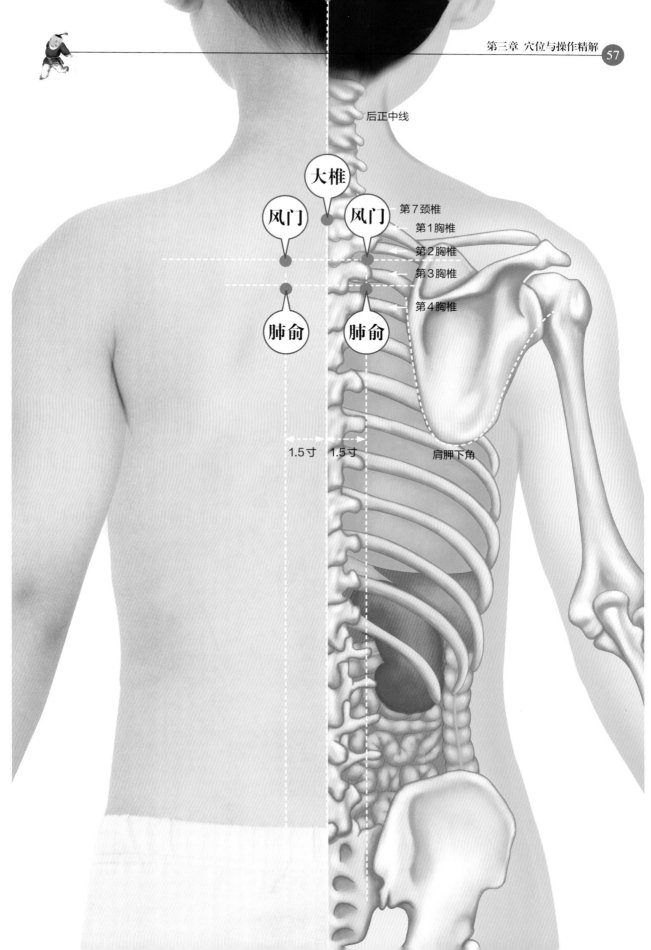

后正中线

大椎

风门

风门

第7颈椎

第1胸椎

第2胸椎

第3胸椎

第4胸椎

肺俞

肺俞

1.5寸 1.5寸

肩胛下角

◎ 厥阴俞

位置 — 第4胸椎棘突下，后正中线旁开1.5寸处。

操作 — 食、中、无名三指指腹按孩子两侧厥阴俞，按50次。

功效 — 主治咳嗽、胸闷等。经常按摩刺激厥阴俞，还可以改善慢性支气管炎。

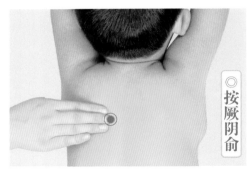

◎ 按厥阴俞

◎ 心俞

位置 — 第5胸椎棘突下，后正中线旁开1.5寸处。

操作 — 两手四指抚胁下，两手拇指指腹按揉心俞，按揉200次。

功效 — 主治盗汗、气喘、呕吐不食、口疮等。具有宁心安神、宽胸理气的功效。

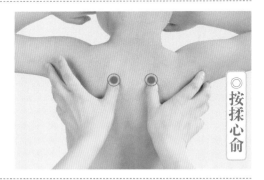

◎ 按揉心俞

◎ 膈俞

位置 — 第7胸椎棘突下，后正中线旁开1.5寸处。

操作 — 两手四指抚胁下，两手拇指指腹按揉膈俞，按揉50次。

功效 — 可消疹、泄热、调二便。经常用按摩槌敲打刺激膈俞，对胃肠虚弱有很好的调理作用。

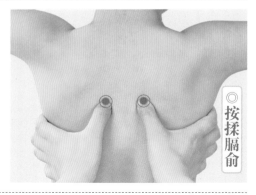

◎ 按揉膈俞

◎ 肝俞

位置 — 第9胸椎棘突下，后正中线旁开1.5寸处。

操作 — 两手四指抚孩子胁下，两手拇指端按揉肝俞，按揉50~100次。也可摩肝俞，术者以双手四指或掌摩之，摩100~200次。

功效 — 主治脊背痛、黄疸、胁痛以及目赤肿痛、目视不明、夜盲等目系疾病。经常与按弦走搓摩（见38页）相配合来缓解肝火旺盛造成的小儿脾气急躁、心烦易怒、口苦咽干，必要时也可选择肝俞挤痧来泻肝火。

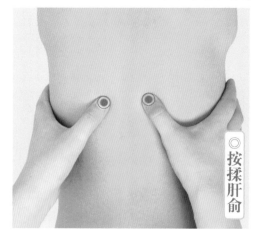

◎ 按揉肝俞

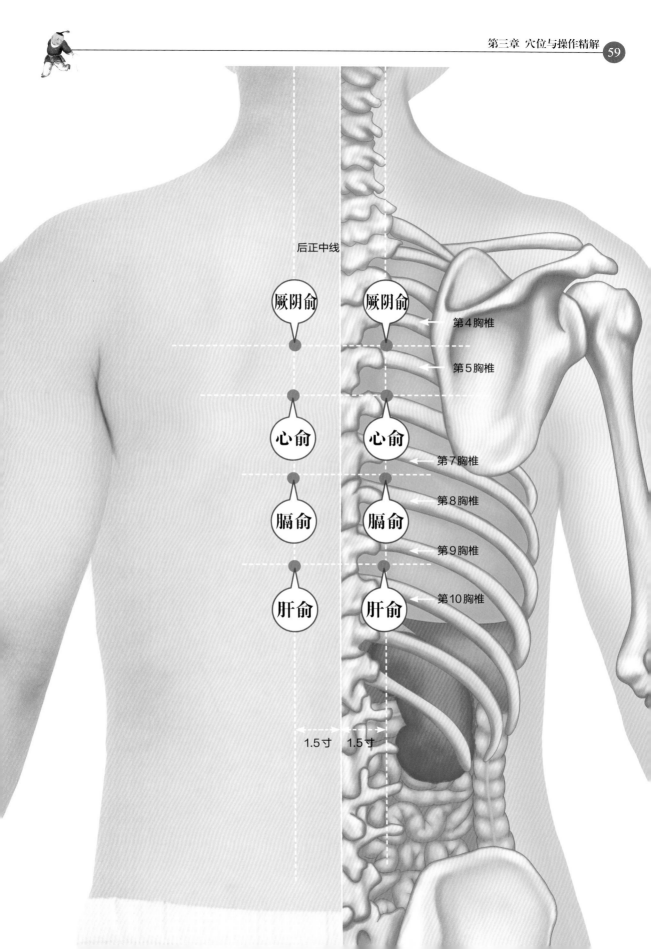

后正中线

厥阴俞　　厥阴俞

第4胸椎

第5胸椎

心俞　　心俞

第7胸椎

第8胸椎

膈俞　　膈俞

第9胸椎

肝俞　　肝俞

第10胸椎

1.5寸　1.5寸

◎ 脾俞

位置▶第11胸椎棘突下，后正中线旁开1.5寸处。

操作▶两手四指抚孩子胁下，再以两手拇指指腹揉，揉50~100次。也可用按法、提法。

功效▶主治呕吐、腹泻、疳积、食欲不振、黄疸、水肿、慢惊风、四肢乏力等。按揉脾俞可治疗孩子厌食，先用两手拇指指腹按压脾俞，一按一松，20次左右，再揉脾俞100~200次。

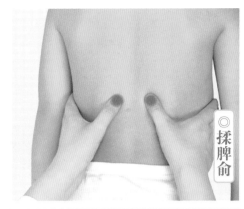

◎ 揉脾俞

◎ 胃俞

位置▶第12胸椎棘突下，后正中线旁开1.5寸处。

操作▶两手四指抚孩子胁下，再以两手拇指端按揉，按揉50~100次。也可重提胃俞，两拇指和食指指腹相对用力夹持穴位反复做提起、放下动作，重提5~10次。

功效▶主治胃脘痛、呕吐、腹胀、肠鸣等脾胃疾病和胸胁痛。若孩子积食较重，除了配合摩腹、摩中脘（见52页），也可选择胃俞挤痧。

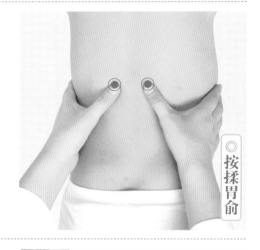

◎ 按揉胃俞

◎ 三焦俞

位置▶第1腰椎棘突下，后正中线旁开1.5寸处。

操作▶两手四指抚孩子胁下，再以两手拇指指腹揉，揉50~100次。也可用按法、提法、擦法、摩法。

功效▶主治小便不利、痢疾、肠鸣等脾胃肠腑疾病。

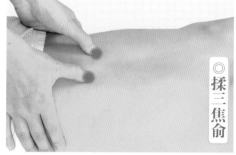

◎ 揉三焦俞

◎ 肾俞

位置▶第2腰椎棘突下，后正中线旁开1.5寸处。

操作▶两手四指抚孩子胁下，再以两手拇指指腹揉，揉50~100次。也可用按法、提法、擦法、摩法。

功效▶主治腹泻、便秘、少腹痛、下肢痿软乏力、慢性腰背痛、肾虚气喘等。治疗孩子下肢痿软乏力时，可先捏脊（见31页）3~5遍，再揉肾俞50~100次，结合肢体手法推拿、下肢锻炼治疗，效果更为显著。

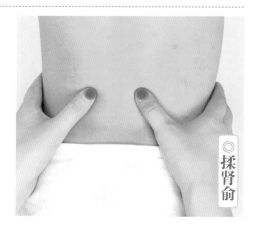

◎ 揉肾俞

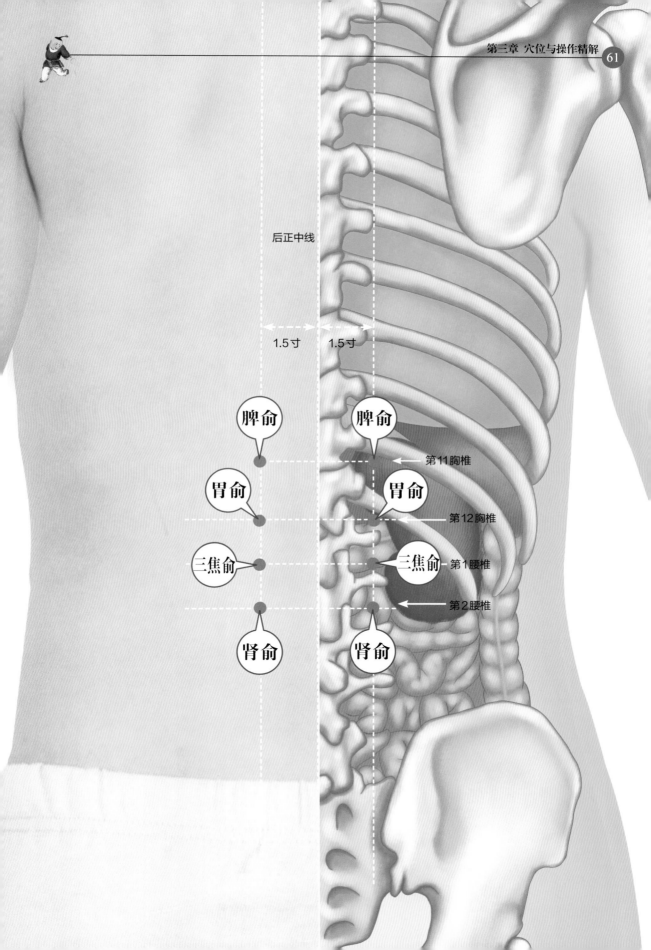

◎ 大肠俞

位置 ▶ 在腰部，第4腰椎棘突下，后正中线旁开1.5寸处。

操作 ▶ 两手四指抚孩子胁下，再以两手拇指指腹按揉大肠俞200次。

功效 ▶ 主治腹痛、泄泻、肠鸣等疾病。经常按摩刺激大肠俞，还可促进大肠蠕动，预防便秘，对儿童肥胖症也有很好的调理作用。

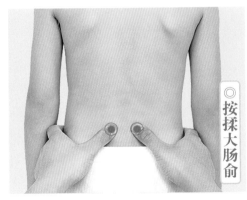

◎ 按揉大肠俞

◎ 小肠俞

位置 ▶ 在腰骶部，后正中线旁开1.5寸处。

操作 ▶ 两手拇指指腹揉小肠俞，揉200次。

功效 ▶ 经常用指腹按揉小肠俞，每次1~3分钟，可增强肠胃功能，预防腹泻和便秘。

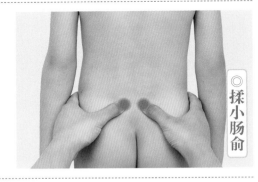

◎ 揉小肠俞

◎ 龟尾

位置 ▶ 尾椎骨端。

操作 ▶ 拇指指腹或中指指腹揉之，揉100~300次。

功效 ▶ 主治泄泻、便秘、脱肛、遗尿等。揉龟尾对止泻、通便有一定的作用。在操作前要先在手指上涂抹爽身粉等，避免揉破孩子皮肤。操作此法时，要等孩子进食结束半小时之后才可进行。

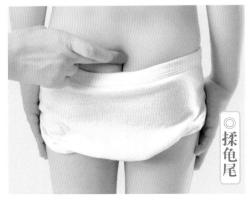

◎ 揉龟尾

◎ 七节骨

位置 ▶ 第4腰椎至尾椎骨端成一直线。

操作 ▶ 用拇指桡侧面或食、中二指指腹自下而上或自上而下作直推，分别称推上七节骨和推下七节骨，推100~200次。

功效 ▶ 主治泄泻、便秘、脱肛等。推七节骨可以同时治腹泻和便秘两种相反的病症，但是两者的操作手法不同，治疗时要对症操作。推上七节骨为温阳止泻，推下七节骨为泻热通便，错误操作会加重病情。

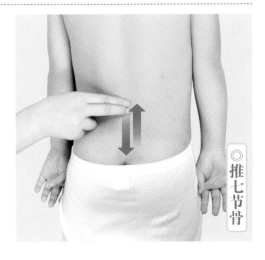

◎ 推七节骨

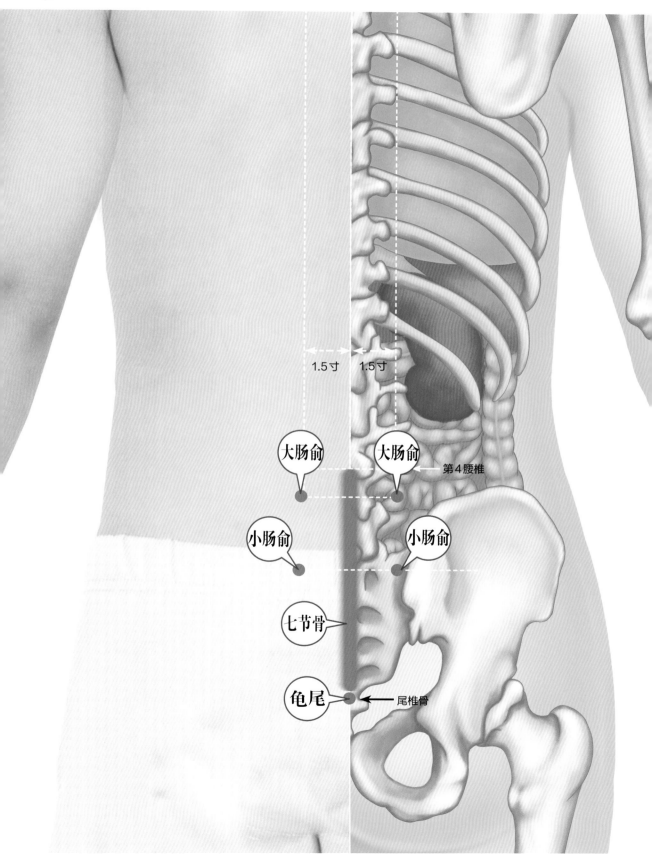

1.5寸　1.5寸

大肠俞

大肠俞

第4腰椎

小肠俞

小肠俞

七节骨

龟尾　　　　尾椎骨

上肢部穴位及操作

◎ 脾经

位置——拇指桡侧自指尖至指根处。

操作——使孩子微屈拇指，术者自指尖推至指根，称补脾经，推100~500次。反之为清。

功效——主治食欲不振、肌肉消瘦、消化不良等症。中医将孩子厌食归结为脾胃问题，先补脾经，再配合清胃经、清大肠（见66页）各100~500次、顺时针摩腹100~500次、捏脊（见31页）3~6遍，可调理孩子脾胃，增进孩子食欲。

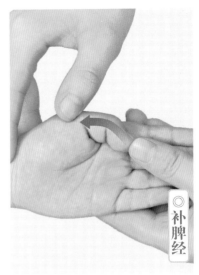

◎补脾经

◎ 肝经

位置——食指掌面末节。

操作——术者拇指自孩子食指掌面末节横纹起推至指尖，称清肝经，推100~500次。反之为补。

功效——主治惊风、抽搐、烦躁不安、五心烦热等症。肝经宜清不宜补。如果肝虚必须补，也应该补肝经后再清肝经，或用补肾经代替，称为滋肾养肝法。

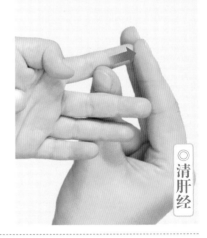

◎清肝经

◎ 心经

位置——中指掌面末节。

操作——术者拇指自孩子中指掌面末节横纹起推向指尖为清，称清心经，推100~500次。反之为补。也可用掐法。

功效——主治高热神昏、面赤口疮、小便短赤等。孩子心火过旺时，会表现为白天特别兴奋，晚上又特别闹腾，十分敏感，还易发生口腔炎症。在家中每天可为孩子操作100~500次，清心火。

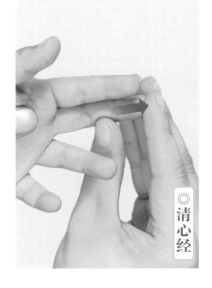

◎清心经

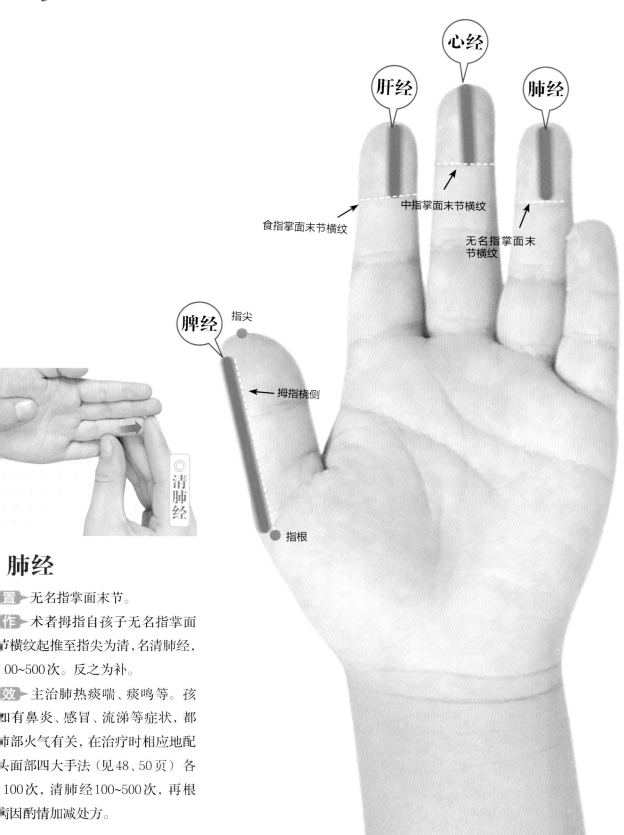

心经

肝经

肺经

食指掌面末节横纹

中指掌面末节横纹

无名指掌面末节横纹

脾经

指尖

拇指桡侧

◎清肺经

指根

肺经

置► 无名指掌面末节。

作► 术者拇指自孩子无名指掌面末节横纹起推至指尖为清，名清肺经，100~500次。反之为补。

效► 主治肺热痰喘、痰鸣等。孩子有鼻炎、感冒、流涕等症状，都与肺部火气有关，在治疗时相应地配头面部四大手法（见48、50页）各100次，清肺经100~500次，再根据病因酌情加减处方。

◎ 肾经

位置 ——小指掌面稍偏尺侧，自小指指尖至指根处。

操作 ——术者拇指自孩子小指指根推至指尖为补，称补肾经，推100~500次。反之为清。

功效 ——主治久病体虚、肾虚久泻、喘息等。注意心、肝、脾、肺四经的补法是向心方向推，清法是离心方向推；而肾经与此四经补泻方向相反，操作中注意不要混淆。推肾经与推脾经、推心经、推肝经、推肺经统称为推五经，专治五脏病变。

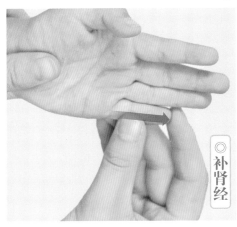

◎ 补肾经

◎ 十宣

位置 ——两手十指尖，靠近指甲处。

操作 ——拇指指甲依次掐之，掐3~5次。

功效 ——主治急热惊风、抽搐、心热、烦躁不安、神呆、精神恍惚等。主要用于急救，尤其应对中暑、惊厥、高热神昏等昏迷症状。每穴掐3~5次，可治昏厥。

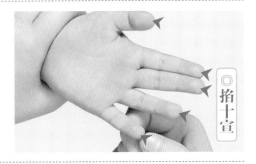

◎ 掐十宣

◎ 大肠

位置 ——食指桡侧缘，由指尖至虎口成一直线。

操作 ——分补大肠、清大肠、清补大肠三法。术者右手拇指桡侧面自孩子食指指尖直推至虎口为补，称补大肠，亦称侧推大肠；反之为清，称清大肠，推100~500次；来回推为调，名清补大肠。

功效 ——主治泄泻、痢疾、便秘、腹痛、脱肛、肛门红肿等。临床上常用大肠一穴治痢疾、便秘。

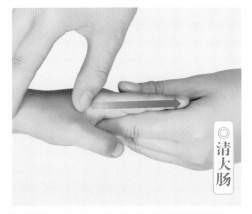

◎ 清大肠

◎ 胃经

位置 ——拇指掌面第1节，亦有在大鱼际桡侧赤白肉际之说。

操作 ——术者拇指或食指自孩子掌根推至拇指根，为清胃经，推100~500次。反之为补。

功效 ——主治恶心、呕吐、呃逆、打嗝、泄泻、吐血、衄血等。调理孩子脾胃时，清胃经、补脾经（见64页）各100~500次，结合揉板门（见70页）300次、摩腹50~100次。除推拿外，控制孩子的饮食才是根本。

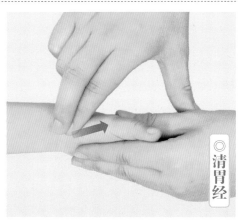

◎ 清胃经

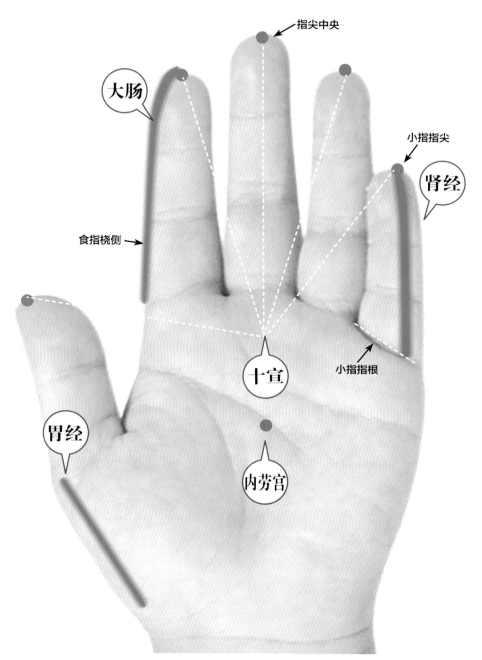

指尖中央

大肠

食指桡侧 →

小指指尖

肾经

胃经

十宣

小指指根

内劳宫

◎ 内劳宫

位置 — 掌心中,握拳屈指时中指指尖处。

操作 — 中指或拇指指腹作运法,称运内劳宫,运100~300次。

功效 — 主治发热、烦渴、口疮、便血、齿龈糜烂等。为清热除烦的特效穴,用于五心烦热、口舌生疮、便血等。多与清天河水(见72页)、清心经(见64页)合用。若推拿时在内劳宫滴一滴凉水,用口吹之,则清热力更强。

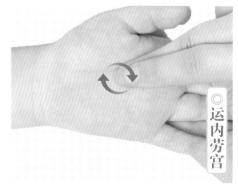

运内劳宫

◎ 小横纹

位置 掌面，食、中、无名、小指掌指关节之横纹。

操作 拇指指甲依次掐之，继以揉之，掐3~5次，揉100~500次。

功效 主治食欲不振、肌肉消瘦、消化不良等症。

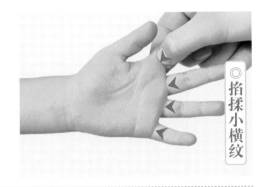

◎ 掐揉小横纹

◎ 小肠

位置 小指尺侧边缘，自指尖至指根处。

操作 术者拇指自孩子小指指根向指尖直推为清，称清小肠，推100~500次；反之为补，称补小肠。

功效 主治小便赤涩、水泻、午后潮热、口舌糜烂等。多用清法，主要用于小便短赤不利、尿闭、泄泻等，有清热利尿、泌别清浊的作用。

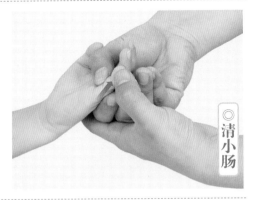

◎ 清小肠

◎ 四横纹

位置 食、中、无名、小指第1指间关节之横纹。

操作 拇指指甲依次掐之，继而揉之，掐3~5次，揉100~500次。

功效 主治腹痛、腹胀、疳积、消化不良、气喘、口唇破裂等。治疗孩子腹痛、消化不良时，依次掐揉孩子四指1次，重复操作10遍，可缓解孩子腹部疼痛感。

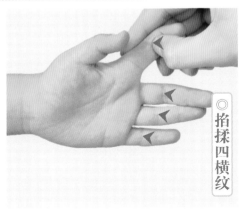

◎ 掐揉四横纹

◎ 掌小横纹

位置 掌面，小指根下，尺侧掌纹头。

操作 拇指或食指或中指揉之，揉100~500次。也可用掐法。

功效 主治口舌生疮、流涎、肺炎、百日咳及一切痰壅咳喘。本穴是治疗口舌生疮、喘咳的特效穴。对流口水严重、肝区疼痛的孩子也有很好的治疗效果。

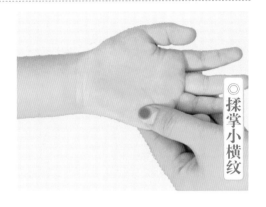

◎ 揉掌小横纹

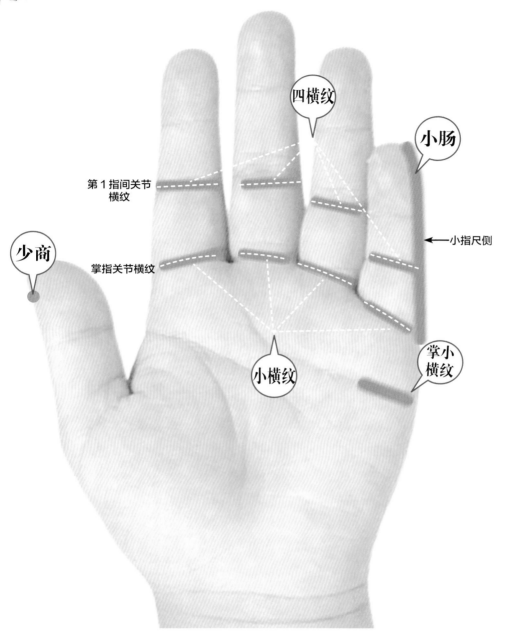

四横纹

小肠

第1指间关节
横纹

少商

掌指关节横纹

小指尺侧

小横纹

掌小
横纹

少商

位置 在拇指末节桡侧，距指甲角0.1寸。

操作 术者左手握住孩子左手，使掌面向上，固定其拇指，然后用右拇指指甲掐3~5次，再揉100~300次。

功效 主治咽喉肿痛、咳嗽、气喘、鼻衄、发热、中暑、呕吐、中风昏迷、癫狂、小儿惊风、手指麻木等。此穴有清肺利咽、开窍醒神的作用，临床上多用于咽喉红肿疼痛，或伴咳嗽、发热的孩子。对于急性咽炎、扁桃体炎的孩子亦可选择点刺放血，但要由专业人士操作，以免引起感染。

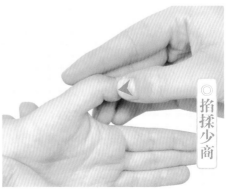

掐揉少商

◎ 板门

位置 ▶ 在手掌大鱼际之平面。

操作 ▶ 术者拇指或食指在孩子大鱼际平面的中点上作揉法，揉100~300次。也可用推法、运法。

功效 ▶ 主治食欲不振、伤乳食、呕吐、泄泻、腹胀、气喘、嗳气等。每天帮助孩子揉板门300次，可以起到很好的助消化作用。孩子身体健康时操作，也可达到保健作用。

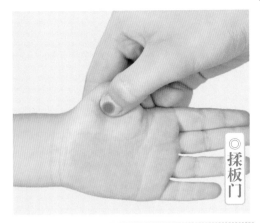

◎ 揉板门

◎ 小天心

位置 ▶ 在掌根，大小鱼际交接之凹陷中。

操作 ▶ 拇指指甲掐之，掐3~5次，继而揉之，揉300次。

功效 ▶ 主治惊风、抽搐、烦躁不安、夜啼、小便赤涩、目斜视、目赤痛、疹痘欲出不透等。有清热镇惊的作用，可有效解决孩子晚上睡不着，在床上翻来覆去的问题。

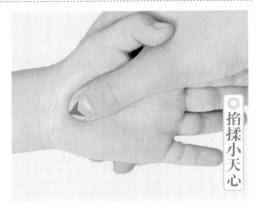

◎ 掐揉小天心

◎ 总筋

位置 ▶ 在掌侧，腕横纹中点。

操作 ▶ 拇指或中指按揉之，按揉100~300次。

功效 ▶ 主治口舌生疮、潮热、牙痛、肠鸣吐泻、惊风抽搐。本穴与掌小横纹（见68页）同是治疗口舌生疮的特效穴，尤其擅长治疗舌尖和舌面生疮的情况，每次操作100~300次可见效。

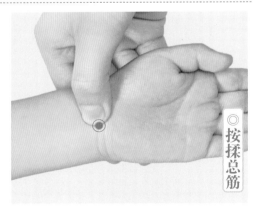

◎ 按揉总筋

◎ 肾顶

位置 ▶ 小指掌面末端处。

操作 ▶ 拇指或食指或中指揉之，揉100~500次。

功效 ▶ 主治自汗、盗汗、解颅等。本穴为止汗要穴，遇到孩子盗汗，揉肾顶500次，再揉二人上马（见75页）100次，补脾经（见64页）300次，补肺经（见65页）200次，捏脊（见31页）3遍。

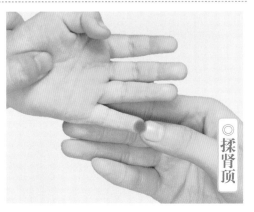

◎ 揉肾顶

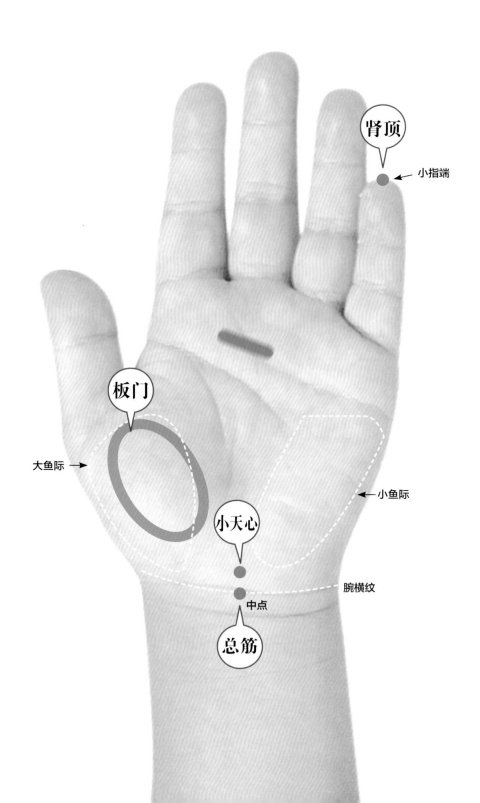

肾顶

小指端

板门

大鱼际

小鱼际

小天心

腕横纹

中点

总筋

◎ 三关

位置 ▶ 前臂桡侧，腕横纹至肘横纹成一直线。

操作 ▶ 术者食、中二指并拢，自孩子前臂桡侧腕横纹起推至肘横纹处，称推三关，推100~500次。

功效 ▶ 主治一切虚寒证，腹痛、腹泻、畏冷、四肢无力、病后虚弱、小儿肢体瘫痪等。对治疗虚寒性疾病效果非常好，特别是一些经常生病、病后体虚的孩子，往往都会用推三关调补。

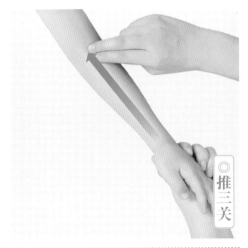

◎ 推三关

◎ 天河水

位置 ▶ 在前臂内侧正中，自腕横纹至肘横纹成一直线。

操作 ▶ 术者食、中二指指腹沿孩子前臂正中线，从腕横纹起推至肘横纹，称清天河水，推100~500次。

功效 ▶ 主治一切热证，如内热、潮热、外感发热、烦躁不安、口渴、弄舌、惊风、痰喘、咳嗽等。对于外感风寒的发热，在清天河水100~500次后，孩子开始出汗，热开始退。若孩子高热，同样在本穴操作打马过天河（见37页）20~30次，汗出热退。

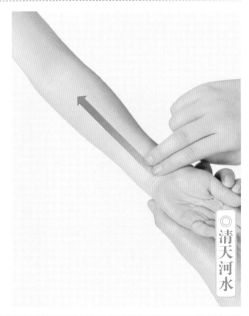

◎ 清天河水

◎ 六腑

位置 ▶ 在前臂尺侧自肘关节至掌根成一直线。

操作 ▶ 术者食、中二指指腹自孩子肘关节推至掌根，称退六腑，推100~500次。

功效 ▶ 主治一切实热证，高热、烦躁、口渴喜饮、惊风、鹅口疮、重舌、木舌、咽痛、腮腺炎、肿毒、热痢、大便干燥等。退六腑与清天河水（见本页）同样退热，但退六腑主治由积食导致的发热。

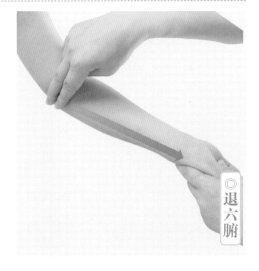

◎ 退六腑

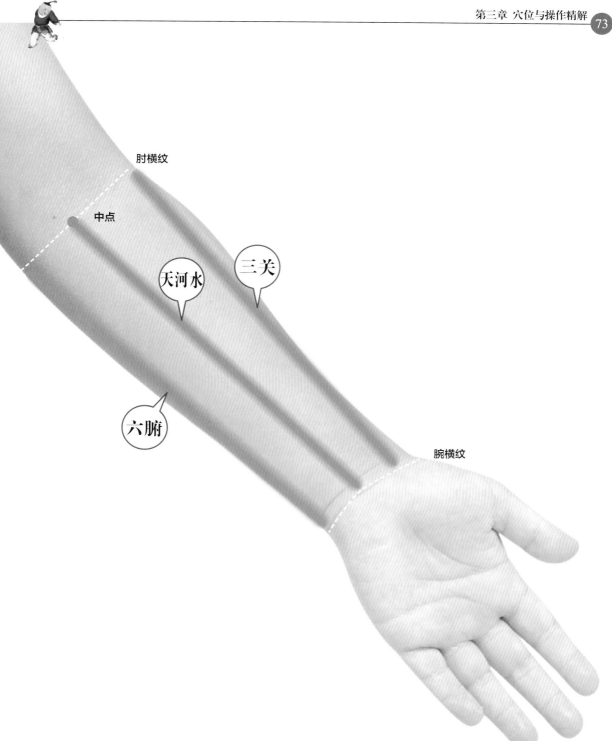

◎ 左端正

位置 ▸ 中指桡侧，指甲根旁0.1寸。

操作 ▸ 拇指指甲掐之，继以揉之，掐3~5次，揉50~100次。

功效 ▸ 主治痢疾、霍乱、水泻、眼右斜视等。本穴有提升中气的作用，主要用于治疗孩子水泻、痢疾。

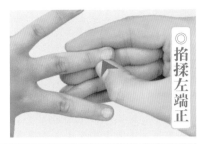

◎ 掐揉左端正

◎ 右端正

位置 ▸ 中指尺侧，指甲根旁0.1寸。

操作 ▸ 拇指指甲掐之，继以揉之，掐3~5次，揉50~100次。

功效 ▸ 主治鼻出血、呕吐、眼左斜视等。对鼻出血有良效。

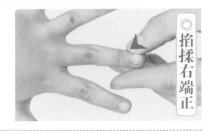

◎ 掐揉右端正

◎ 老龙

位置 ▸ 在中指背，距指甲根中点0.1寸。

操作 ▸ 拇指指甲掐之，继以揉之，掐3~5次，揉50~100次。

功效 ▸ 主治昏迷不醒、高热抽搐等。老龙是急救穴之一，孩子高热昏迷时，可用掐法进行急救，掐之继以揉之。

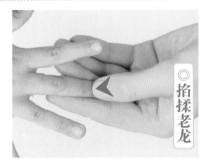

◎ 掐揉老龙

◎ 五指节

位置 ▸ 手背五指第1指间关节。

操作 ▸ 拇指指甲掐之，继以揉之，掐3~5次，揉搓20~50次。

功效 ▸ 主治惊风、吐涎、惊惕不安、咳嗽痰盛等。经常搓捻五指节有利于小儿智力发育，可用于小儿保健。

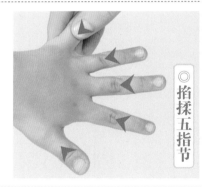

◎ 掐揉五指节

◎ 二扇门

位置 ▸ 在手背，中指本节两旁凹陷中。

操作 ▸ 两手拇指掐之，继而揉之。掐3~5次，揉100~500次。

功效 ▸ 主治伤风、感冒、痰喘气粗、呼吸不畅、急惊风、口眼歪斜、发热无汗等。如欲发汗，必先掐心经（见64页）与内劳宫（见67页），再重揉太阳（见48页），然后掐揉二扇门200~400次，至孩子头部及前后身微出汗即可。

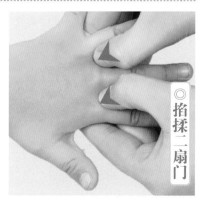

◎ 掐揉二扇门

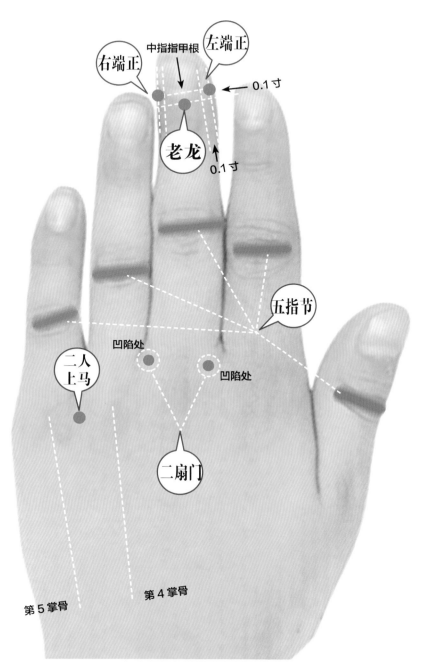

右端正　　中指指甲根　　左端正

← 0.1寸

老龙

0.1寸

五指节

凹陷处　　　凹陷处

二人
上马

二扇门

第5掌骨　　　第4掌骨

◎ 二人上马

位置▶在手背，无名指与小指掌骨（第4、第5掌骨）小头后凹陷中。

操作▶拇指指甲掐之，继以揉之，掐3~5次，揉100~500次。

功效▶主治小便短赤、腹痛、体虚、淋证、脱肛、遗尿、消化不良、牙痛、咬牙等。治疗小便闭塞疗效明显，尤其对肺部有干性啰音并久久不消的孩子效果佳。

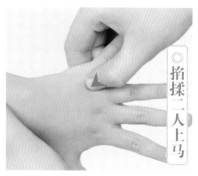

◎ 掐揉二人上马

◎ 威灵

位置▶ 在手背，外劳宫旁，中指与食指掌骨（第2、第3掌骨）交缝处。

操作▶ 拇指指甲掐之，继以揉之，掐5~10次，揉100~500次。

功效▶ 主治昏迷不醒、头痛、耳鸣等。急救要穴之一，如遇孩子昏迷、头痛，可掐之。夜间孩子噩梦惊醒，可以按揉百会（见44页）30次、揉小天心（见70页）100次、掐威灵5次，为孩子镇惊安神。

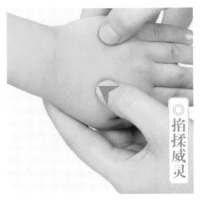

◎ 掐揉威灵

◎ 精宁

位置▶ 在手背，无名指与小指本节后（第4、第5掌骨）之间。

操作▶ 拇指指甲掐之，继以揉之，掐5~10次，揉100~500次。

功效▶ 主治疳积、痰喘、气吼、干呕、眼内胬肉等。体虚的孩子不适宜操作此法，以防元气受损。如有需要，可用掐二人上马（见75页）代替。

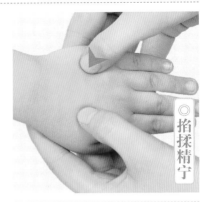

◎ 掐揉精宁

◎ 外劳宫

位置▶ 在手背，中指与无名指掌骨（第3、第4掌骨）中间，与内劳宫相对。

操作▶ 用拇指指甲掐揉或中指指端揉，掐3~5次，揉100~500次。

功效▶ 主治腹痛、肠鸣、泄泻、消化不良、脱肛、遗尿、咳嗽、气喘、疝气等。孩子感冒时，揉100~500次可以祛寒。孩子年龄大或病情重，可以适当延长操作时间。

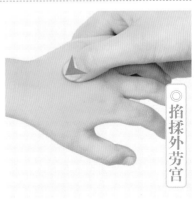

◎ 掐揉外劳宫

◎ 一窝风

位置▶ 在手背，腕横纹中央之凹陷中。

操作▶ 拇指指甲掐之，继以揉之，掐3~5次，揉100~300次。

功效▶ 主治伤风感冒、腹痛、急慢惊风、关节屈伸不利等。一窝风和外劳宫（见本页）同样有温阳散寒的功效，但二者侧重不同：如打喷嚏、全身发冷等，掐一窝风效果更好；如偶感风寒、饮食过冷等，揉外劳宫更有效。

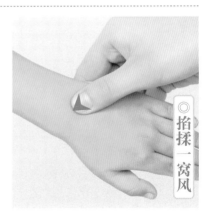

◎ 掐揉一窝风

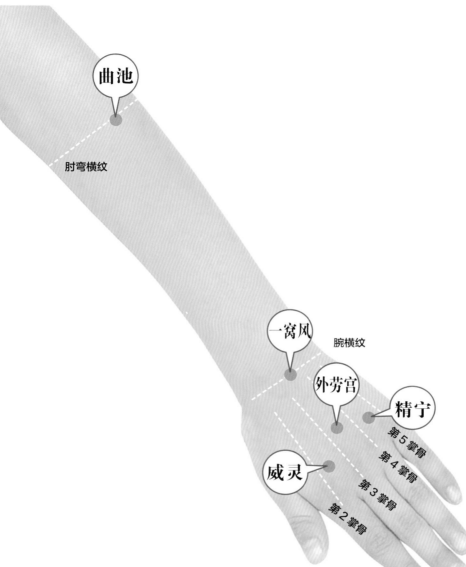

曲池

肘弯横纹

一窝风

腕横纹

外劳宫

精宁

第5掌骨

威灵

第4掌骨

第3掌骨

第2掌骨

◎ 曲池

位置▶屈肘，在肘弯横纹头凹陷中。

操作▶术者一只手使孩子屈肘，另一只手握住孩子肘部，以拇指指甲掐之，继以揉之，掐3~5次，揉100~500次。也可用拿法。

功效▶主治感寒身热、嗳气、腹痛、呕吐、泄泻、咽喉肿痛。治疗感冒常与开天门、推坎宫、运太阳（见48页）、清天河水（见72页）等同用。

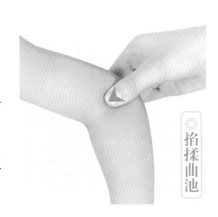

◎掐揉曲池

下肢部穴位及操作

◎ 阳陵泉

位置▶小腿外侧，腓骨头前下方凹陷中。

操作▶拇指指腹按揉阳陵泉，按揉300次。

功效▶主治呕吐、黄疸、痉挛、斜颈、小儿惊风等。具有疏肝胆、清湿热、疏利关节的功效。

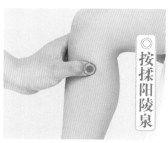
◎按揉阳陵泉

◎ 足三里

位置▶外侧膝眼（膝盖外侧凹陷）下3寸，胫骨前缘外侧约1横指处。

操作▶拇指指甲掐10次。也可用揉法，揉200次。

功效▶主治腹胀、腹痛、呕吐、泄泻、下肢痿软等。掐足三里多用于治疗消化道疾病，配合推天柱骨（见50页）100次，可治疗孩子呕吐。

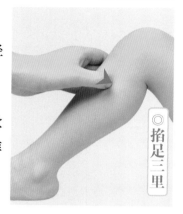
◎掐足三里

◎ 丰隆

位置▶外踝尖上8寸，胫骨前缘外侧1.5寸，胫腓骨之间。

操作▶拇指或中指指腹揉之，揉20~40次。

功效▶主治痰鸣气喘。脾为生痰之源，在治疗孩子咳嗽时，要兼顾孩子脾胃，清肺经（见65页）、补脾经（见64页）、逆运八卦（见86页）各300次，按弦走搓摩（见38页）15~20次，按揉丰隆200次。如果痰多，可以加长时间，再结合捏脊（见31页）6~8遍。

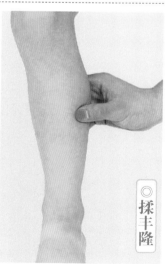
◎揉丰隆

◎ 三阴交

位置▶内踝尖直上3寸处。

操作▶拇指揉之，揉20~30次。

功效▶主治遗尿、癃闭、小便频数涩痛不利、下肢痹痛、惊风、消化不良等。凡是孩子盗汗较重、口渴喜饮、伴有舌红苔薄者可揉此穴。

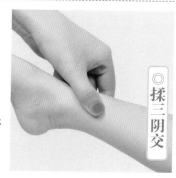
◎揉三阴交

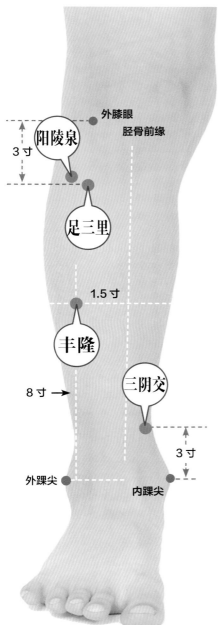

外膝眼

胫骨前缘

阳陵泉

3寸

足三里

1.5寸

丰隆

8寸→

三阴交

3寸

外踝尖

内踝尖

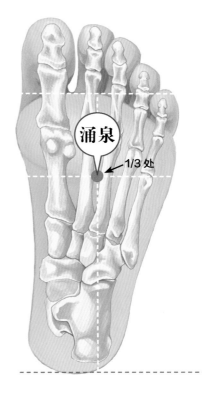

涌泉

1/3处

◎ 涌泉

位置▶足掌心前1/3处。

操作▶用两拇指指腹轮流自孩子足掌心前1/3处推向足尖,推100~400次。也可用揉法、擦法。

功效▶主治发热、呕吐、腹泻、五心烦热等。涌泉用揉法,可以治疗眼睛痛,同时可以止吐泻,左揉止吐,右揉止泻。

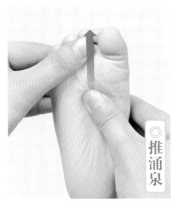

◎推涌泉

张素芳特色穴位及操作

◎ 囟门

位置▶前发际正中点直上2寸。

操作▶以右手食、中、无名三指置于百会穴，自后向前推向囟门。囟门未闭者，沿骨缝边缘操作，注意手法要轻柔。

功效▶主治头痛、惊风、鼻塞、鼻出血、囟门不合、神昏烦躁等。治疗小儿脑发育不全、智力迟钝时多用。

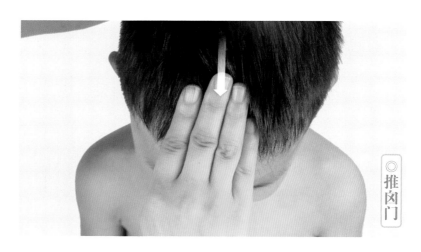

◎ 推囟门

◎ 扁桃体点

位置▶下颌角直下1~2厘米处，扁桃体体表投影区。

操作▶右手食、中二指指腹轻轻勾揉之，勾揉100~300次。

功效▶主治咽喉肿痛、急慢性扁桃体炎等。勾揉此穴时，让孩子反复吞咽口水，可迅速缓解疼痛。

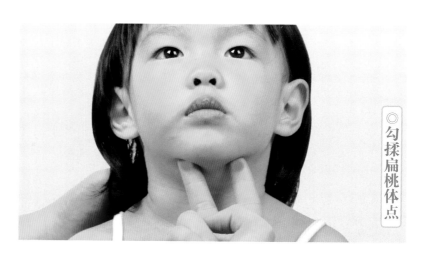

◎ 勾揉扁桃体点

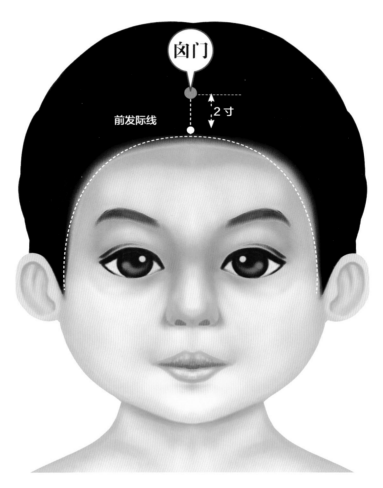

囟门

2寸

前发际线

扁桃体体表投影区

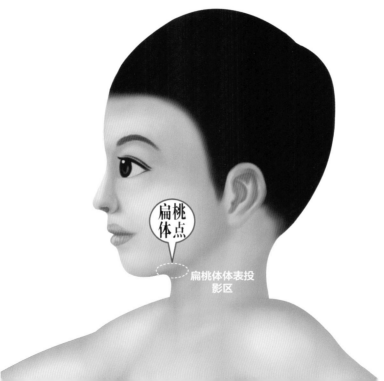

扁桃体点

扁桃体体表投影区

◎ 腹阴阳

位置▶胸骨剑突与两胁下的软肉处。

操作▶两拇指自孩子胸骨剑突位置向两旁斜下分推至腋下正中线，推50~100次。

功效▶主治身热腹胀、停乳积食、胸闷、消化不良、伤食、呕吐、恶心等。本穴在孩子突然腹痛时操作，配合用手掌摩揉孩子的肚脐，次数越多，缓解腹痛的效果越好。

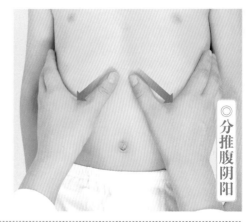

◎ 分推腹阴阳

◎ 肚角

位置▶脐下2寸，旁开2寸两大筋处。

操作▶用拇、食、中三指向深处拿之，一拿一松为1次，拿3~5次。

功效▶主治腹痛、腹泻、腹胀、痢疾、便秘等。拿肚角是治疗顽固性便秘、先天性巨结肠的主要手法。但刺激性较强，一般拿3~5次即可，时间不宜过长。

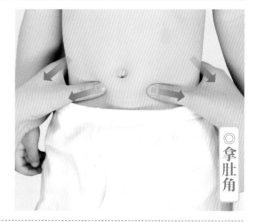

◎ 拿肚角

◎ 膀胱点

位置▶在尿闭时，小腹隆起最高点，每个孩子的膀胱点位置会有差异。

操作▶令孩子仰卧，两腿伸直；站在孩子左侧，左手扶患儿之膝，右手食、中、无名三指末端，按于穴上，慢慢地向左向右揉之运之各200~300次。揉运时手法宜轻、宜缓，以孩子能忍受为度。

功效▶此法配合推箕门（大腿内侧，膝盖上缘至腹股沟成一直线），是治疗小儿排尿不畅最常用的方法，效果极佳，一般立竿见影。

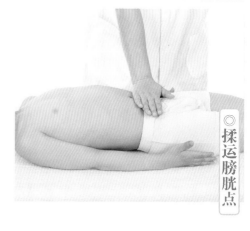

◎ 揉运膀胱点

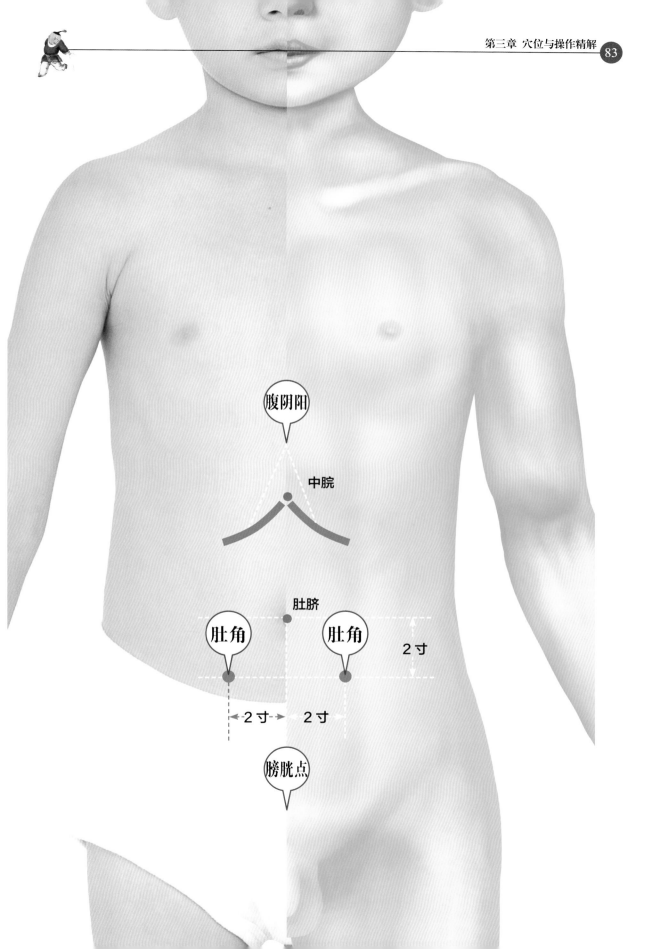

◎ 脊柱

位置　大椎至长强成一直线。

操作　用食、中二指指腹自上而下做直推，推100~300次；用捏法自下而上称捏脊，捏3~5遍。

功效　主治发热、惊风、夜啼、疳积、腹泻、呕吐、便秘等。推脊有清热的作用，多用于发热时，可配合清天河水、退六腑（见72页）等。捏脊能调阴阳、理气血、和脏腑、通经络、培元气，具有强身健体的功能，用于消化不良、疳积、腹泻等消化系统病症，也是小儿推拿常用的保健手法之一。

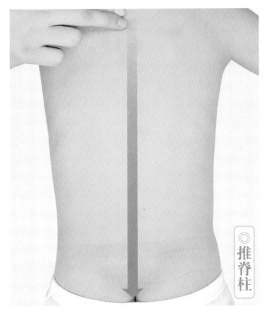

◎ 推脊柱

◎ 肩胛

位置　孩子背部两侧肩胛骨内侧缘。

操作　两拇指指腹自孩子肩胛上角，沿肩胛骨内侧缘分推至肩胛下角，推50~100次。

功效　主治咳嗽痰喘、胸闷气短等肺系疾病。分推肩胛善治上焦心、肺之热，可与开璇玑（见41页）、清天河水（见72页）合用。

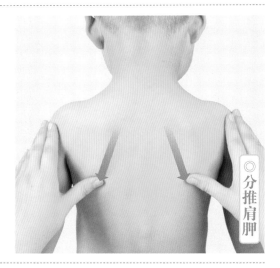

◎ 分推肩胛

◎ 肩井

位置　在肩部缺盆上，大骨前1寸凹陷中。

操作　术者右手食、中二指掐按孩子肩井，再以左手紧拿孩子食指及无名指，使孩子上肢伸直摇之，摇20~30次。也常用拿法。

功效　主治气虚易感、多汗等。一般治疗结束后会操作此法5~10次，关闭津门以防汗复出。

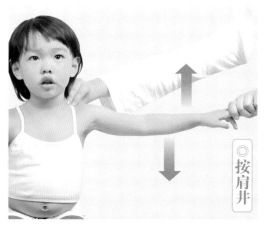

◎ 按肩井

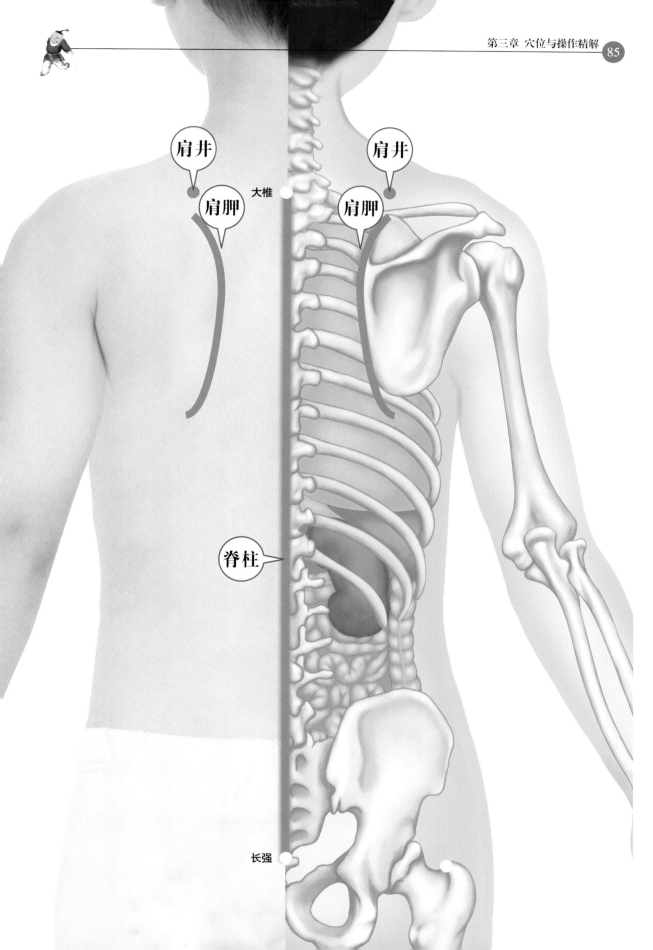

肩井

肩井

肩胛

肩胛

大椎

脊柱

长强

◎ 八卦

位置 以掌心为圆心，以圆心至中指根横纹2/3处为半径画圆，八卦穴即在此圆上。分为乾宫、坎宫、艮宫、震宫、巽宫、离宫、坤宫、兑宫八宫。近中指根下为"离宫"，近小天心者为"坎宫"，拇指侧离至坎半圆的中点为"震宫"，小指侧半圆的中点为"兑宫"，兑坎中点为"乾宫"，坎震中点为"艮宫"，震离中点为"巽宫"，离兑中点为"坤宫"。

（1）顺运八卦

操作 术者先用左手持孩子左手四指，使其掌心向上，同时左手拇指按定离卦，再以右手食、中二指夹住孩子拇指，然后右拇指自乾卦向坎运至兑卦为1遍，在运至离卦时应从左拇指上运过，否则恐动心火。也可以用拇指面或中指面在八卦上做揉法，称作揉八卦。

功效 可宽胸利膈、理气化痰、行滞消食，主治咳嗽、胸闷、纳呆、腹胀等。凡临床上需要，均可用运八卦。如小儿乳食内伤出现腹胀、腹泻、纳呆等，就可以用顺运八卦。

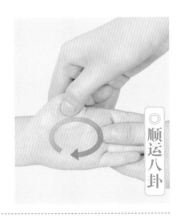

◎ 顺运八卦

（2）逆运八卦

操作 与顺运八卦相反方向操作。

功效 能降气平喘，用于小儿痰喘、呕吐等。

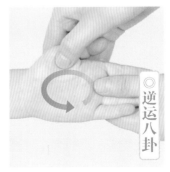

◎ 逆运八卦

（3）分运八卦

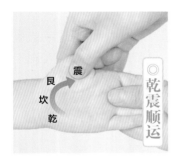

◎ 乾震顺运

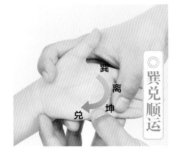

◎ 巽兑顺运

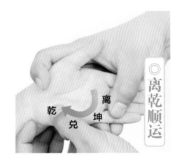

◎ 离乾顺运

乾震顺运能安魂：自乾经坎、艮至震，掐运7次，有安魂定志的作用。

巽兑顺运能定魄：自巽经离、坤至兑，掐运7次，有宁神定魄的作用。

离乾顺运能止咳：自离经坤、兑至乾，掐运7次，有止咳作用。

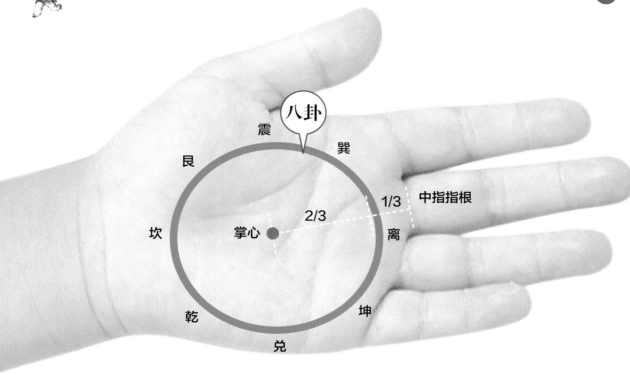

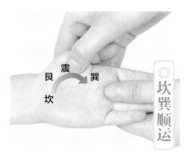

坎巽顺运能止泻：自坎经艮、震至巽，掐运7次，有止泻作用。

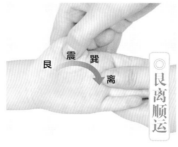

艮离顺运能发汗：自艮经震、巽至离，掐运7次，有发汗作用。

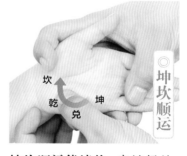

坤坎顺运能清热：自坤经兑、乾至坎，掐运7次，有清热作用。

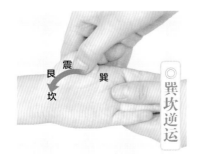

巽坎逆运能止呕：自巽经震、艮至坎，掐运7次，有止呕作用。

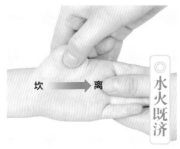

水火既济调阴阳：自坎向离直推，能调济水火、平衡阴阳。

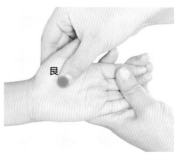

揉艮宫能健脾：单揉艮卦有健脾消食的作用。

◎ 五经穴

位置 ▶ 拇指桡侧指尖至指根成一直线，为脾经；食指掌面末节为肝经；中指掌面末节为心经；无名指掌面末节为肺经；小指掌面稍偏尺侧，小指指尖至指根成一直线，为肾经。

操作 ▶ 术者与孩子相对，用左手推左手，右手推右手，推时掌根相对，从掌根一直推至指尖，不要忽快忽慢，也不能频率过慢，300~500次，两手都推。

功效 ▶ 推五经是较常用的家庭退热手法之一。主治发热、五脏病变等。操作时要蘸水推，先摸孩子手心温度，手热则用温水，手凉则用热水，蘸水点入孩子手心，水推干后再蘸水，如此重复操作，即可达到退热的效果。

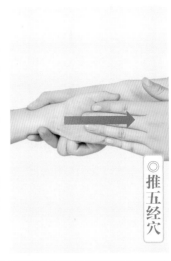

◎ 推五经穴

◎ 增高穴

位置 ▶ 手掌面第4、第5掌骨间，握拳，小指指尖对应点下0.5寸和0.8寸处（因孩子手小，成人一个拇指即可盖住此二穴）。

操作 ▶ 用拇指或中指指腹轻揉，揉300~500次。

功效 ▶ 主治身高增长迟缓。此穴根据董氏奇穴经验而定，是肾的敏感区，多揉、久揉且配合补脾经（见64页）、补肾经（见66页）等，有增高益智功效。

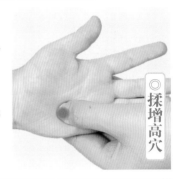

◎ 揉增高穴

◎ 鼻咽点

位置 ▶ 第3掌指关节横纹中点。

操作 ▶ 拇指指腹轻揉，揉100~200次。

功效 ▶ 主治咽喉肿痛、鼻塞不利、急慢性咽炎等。治疗咽喉炎、鼻炎时，常配合按摩咽周淋巴环（见40页）、黄蜂入洞（见38页）等操作。

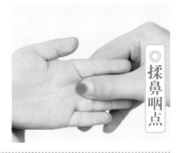

◎ 揉鼻咽点

◎ 手阴阳

位置 ▶ 在手掌根，小天心穴两侧，拇指侧为阳池，小指侧为阴池。

操作 ▶ 用两拇指从小天心向两旁分推。

功效 ▶ 本法可和气血、调阴阳，为诸症之要领，众法之先声。阳盛则热，热者宜寒之；阴虚则热，宜壮水之主，养阴清热，因此虚实热证均须重分阴池，即所谓"阳病阴治"。阴盛则寒，寒者宜热之；阳虚则寒，宜益火之源，温阳助火，因此虚实寒证均须重分阳池，即所谓"阴病阳治"。

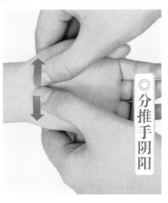

◎ 分推手阴阳

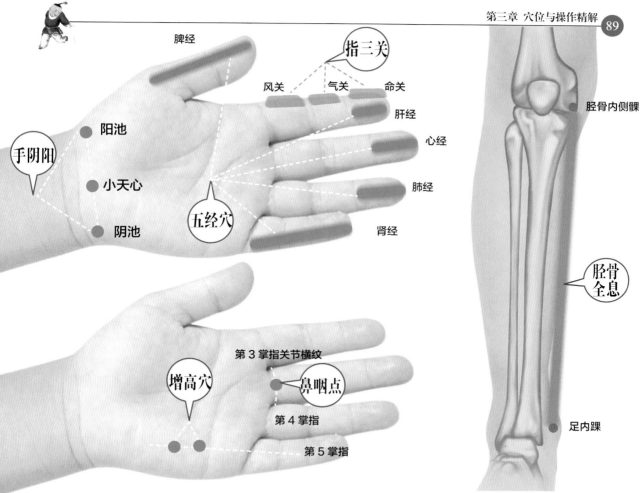

脾经　指三关　风关　气关　命关　肝经　心经　肺经　肾经
阳池　手阴阳　小天心　五经穴　阴池
胫骨内侧髁　胫骨全息　足内踝
第3掌指关节横纹　增高穴　鼻咽点　第4掌指　第5掌指

◎ 指三关

位置 食指掌面与桡侧之间上、中、下三节，即风、气、命三关。

操作 术者左手握住孩子手，右手拇指侧面沿孩子食指掌面稍偏桡侧，从指尖推至虎口，推100~200次。

功效 主治风寒感冒之初引起的鼻塞、流涕、打喷嚏等。指三关可作望诊用，观察指纹即为验三关。红黄相兼为正常；指纹显红色，主寒证；指纹显紫色，主热证。可通过观察指纹的显隐分辨疾病的表里。

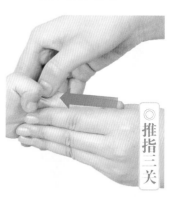

推指三关

◎ 胫骨全息

位置 位于胫骨内侧，自胫骨内侧髁至内踝尖成一直线。

操作 除拇指外的其余四指并拢，指面着力于穴位，上下反复按揉3~5遍，对应脏器所在部位、结节处或有明显疼痛部位重点按揉。

功效 可益气活血、健脾助运。用于治疗小儿消化系统疾病，也可用于不便在手部操作的患儿。

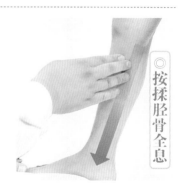

按揉胫骨全息

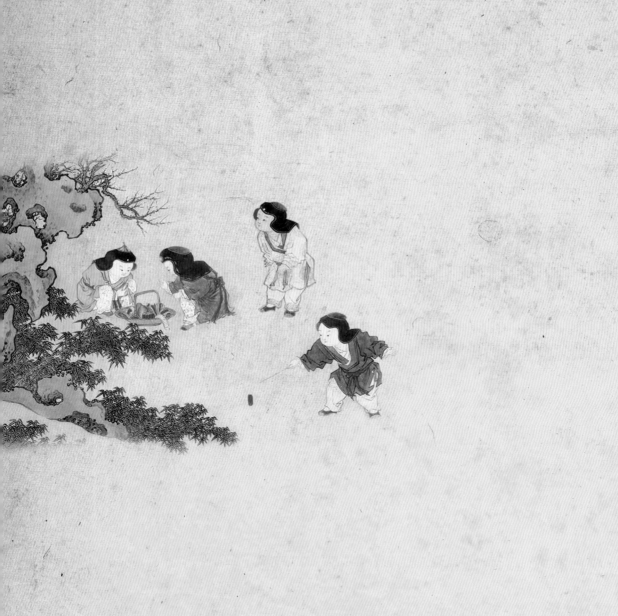

第四章

推拿健脾

远离消化系统疾病

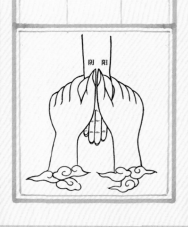

阴阳

厌食

健脾助运，和胃降浊

◎门诊案例

1岁10个月大的男孩亮亮食欲不振好几个月了。妈妈说孩子打小胃口就不好，断奶后更加明显。平时很喜欢喝奶、吃稀饭，不爱吃蔬菜，主食也吃得少。小便挺正常的，大便偏干，睡眠很好，不过会经常发眼疮。

◎四诊辨证

望	孩子精神很好，脸色发黄；舌质淡红，舌苔发白；指纹发青	触	腹胀

◎病案分析

孩子脾常不足，家长投其所好，养成喝牛奶、吃稀粥而不吃主食和蔬菜的偏食习惯，故出现大便偏干的情况；上下眼睑属脾土，眼部经常发疮，说明脾胃湿热壅滞，故以健脾消积助运的方法为主。

◎取穴原则

补脾经、分推腹阴阳、顺运八卦、按揉脾俞可健脾助运；摩中脘、清胃经、按揉胃俞可和胃降浊；"肾为胃关"，补肾经、按揉肾俞可助胃中浊气下降、清气上升，达到润肠通便的目的；按弦走搓摩可顺气和胃、开积聚。诸法合用，效果更好。

◎推拿处方

清胃经	300次
补脾经	300次
补肾经	300次
顺运八卦	200次
分推腹阴阳	300次
按弦走搓摩	100次
摩中脘	100次
按揉脾俞、胃俞、肾俞	各50次

7次为1个疗程，每天1次。

◎随症加减

上面的推拿处方再加捏脊（见31页）5遍，能健脾和胃，并有强壮体格的作用。

◎效果

经过4次推拿后，孩子胃口比以前好了，能吃少量主食、蔬菜，大便每天1次，先干后软；经过7次推拿治疗，孩子食欲明显好转，能主动进食，喝奶量也比以前多，面色转润，腹胀消失，活泼好动。

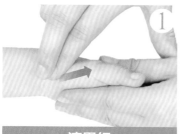

清胃经

术者拇指或食指自孩子掌根推至拇指根，推300次。

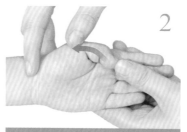

补脾经

使孩子拇指微屈，术者以右手拇指桡侧或指面沿孩子拇指桡侧自指尖推至指根，推300次。

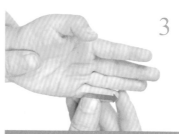

补肾经

术者右手拇指自孩子小指指根推至指尖（掌面稍偏尺侧），推300次。

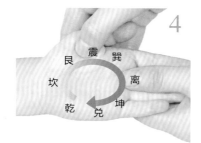

顺运八卦

术者左手持孩子左手四指，使掌心向上，同时拇指按定离卦。右手拇指自乾卦开始向坎卦运至兑卦，运200次。

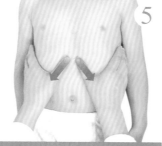

分推腹阴阳

两拇指自孩子胸骨剑突位置向两旁斜下分推至脐下正中线，推300次。

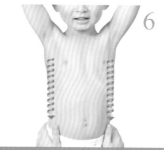

按弦走搓摩

令孩子仰卧，双手举过头顶，术者双掌从孩子两腋下搓摩至肚角（脐下2寸，旁开2寸两大筋）处，搓摩100次。

摩中脘

右手拇指或除拇指外的其余四指摩中脘（脐上4寸，胸骨下端剑突至脐连线的中点），摩100次。

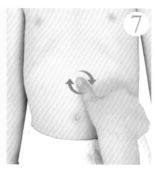

按揉脾俞

两手四指抚孩子胁下，再以两手拇指指腹按揉脾俞（背部第11胸椎棘突下，旁开1.5寸），按揉50次。

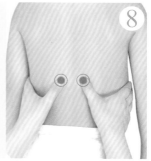

按揉胃俞

两手四指抚孩子胁下，两手拇指指腹按揉胃俞（背部第12胸椎棘突下，旁开1.5寸），按揉50次。

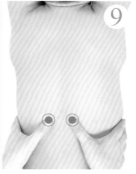

按揉肾俞

两手四指抚孩子胁下，再以两手拇指指腹按揉肾俞（腰部第2腰椎棘突下，旁开1.5寸），按揉50次。

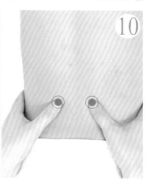

◎ **门诊案例**

1岁6个月的男孩随妈妈来门诊，妈妈说到孩子的情况时满脸担忧。孩子一年来每天大便3或4次，每次排便量多，而且里面还有不消化的食物残渣，带股酸臭味。孩子吃得多但也容易饿，体重不见长，身上肌肉也松松的。晚上睡得不安稳，汗多，感觉1个小时就会醒1次，醒了后得玩20分钟才能再入睡。

◎ **四诊辨证**

望	精神一般，脸色发黄、憔悴，头发没有光泽，头部有枕秃；舌质淡红，舌苔淡白；指纹发青；双下肢肌张力低下，肌力弱；有佝偻病，肋骨外翻	触	腹胀

◎ **病案分析**

本案以胃强脾弱、肾虚为主病机。肾虚不能温煦脾土，脾虚则精微不能健运，失于输布，故肌肉萎弱、大便次数多；食量多不消化是为脾阳不升，运化失权，大肠失司；但纳多善饥是胃火较盛，消谷善饥。

◎ **取穴原则**

补脾经健脾助运；掐揉四横纹助运胃肠气机；按揉肾俞、补肾经以补命门之火，加强温阳暖土之功，使脾运化健旺；顺运八卦，按揉肝俞、脾俞调达中焦气机；清补大肠，摩关元、气海，顺摩脐，推上七节骨，诸穴合用以温阳益气、固肠止泻。

◎ **推拿处方**

补脾经	500次
清补大肠	各300次
补肾经	400次
掐揉四横纹	各50次
顺运八卦	200次
顺摩脐	200次
摩气海、关元	各200次
按揉肝俞、脾俞、肾俞	各200次
推上七节骨	400次

◎ **效果**

首次推拿治疗后，孩子睡眠好转，3小时醒1次，小便后就睡下。推拿治疗2次后，孩子每日大便3次，略成形，软松，能看见不消化的残渣。经过5次推拿治疗后，孩子精神活泼，脸色转润，肢体肌力增强，大便一天1次，偶尔会一天2次，消化变好。共推拿治疗20多次，孩子体质明显好转，肌肉肌力增强，肌张力提高。

久泻

温阳暖脾，固肠止泻

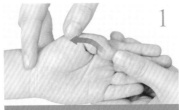

补脾经

使孩子拇指微屈，术者以右手拇指桡侧或指面沿孩子拇指桡侧自指尖推至指根，推500次。

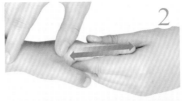

清补大肠

术者右手拇指桡侧面自孩子食指指尖至虎口来回推，各推300次。

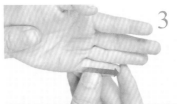

补肾经

术者右手拇指自孩子小指指根推至指尖（掌面稍偏尺侧），推400次。

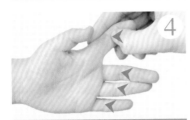

掐揉四横纹

术者拇指指甲依次掐孩子食、中、无名、小指第1指间关节横纹，继而揉之。掐50次，揉50次。

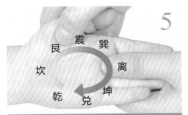

顺运八卦

术者左手持孩子左手四指，使掌心向上，同时拇指按定离卦。右手拇指自乾卦开始向坎卦运至兑卦，运200次。

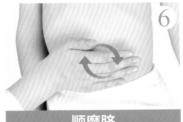

顺摩脐

用手掌顺时针摩孩子肚脐200次。

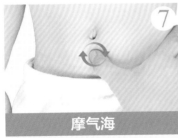

摩气海

用拇指或中指或掌摩气海（脐下1.5寸），摩200次。

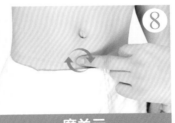

摩关元

令孩子仰卧，用中指指腹或用掌摩关元（脐下3寸，肚脐下缘和耻骨上缘连线的中点），摩200次。

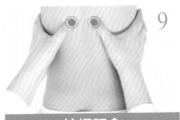

按揉肝俞

两手四指抚胁下，两手拇指指腹按揉肝俞（背部第9胸椎棘突下，旁开1.5寸），按揉200次。

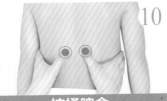

按揉脾俞

两手四指抚孩子胁下，再以两手拇指指腹按揉脾俞（背部第11胸椎棘突下，旁开1.5寸），按揉200次。

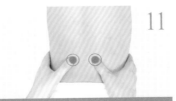

按揉肾俞

两手四指抚孩子胁下，再以两手拇指指腹按揉肾俞（腰部第2腰椎棘突下，旁开1.5寸），按揉200次。

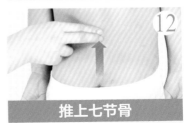

推上七节骨

食、中二指指腹自下而上直推孩子七节骨（第4腰椎至尾椎骨端成一直线），推400次。

痢疾

温补脏腑，散寒除湿

◎门诊案例

最近几月，9个月大的男孩林林大便次数增多，又稀又黏。家长说，早春时喂孩子吃了西瓜，导致每天大便6或7次，颜色发白，稀黏夹有泡沫，而且孩子大便时很用力。带孩子去儿童医院检查，诊断为"细菌性痢疾"，住院治疗14天也没能痊愈。现在孩子小便正常，大便还是每天6或7次，比较稀，颜色黄白相间。孩子胃口差，夜间多汗，睡不安稳。

◎四诊辨证

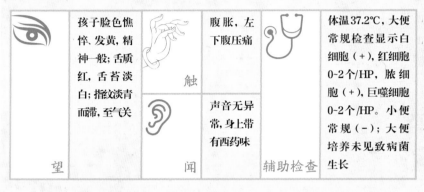

| 望 | 孩子脸色憔悴、发黄，精神一般；舌质红，舌苔淡白；指纹淡青而带，至气关 | 触 | 腹胀，左下腹压痛 | 闻 | 声音无异常，身上带有西药味 | 辅助检查 | 体温37.2℃，大便常规检查显示白细胞（＋），红细胞0-2个/HP，脓细胞（＋），巨噬细胞0-2个/HP。小便常规（－）；大便培养未见致病菌生长 |

◎病案分析

患儿因冷气入胃而下痢，《灵枢·五邪第二十》曰："邪在脾胃……阳气不足，阴气有余，则寒中肠鸣、腹痛……"按"寒则热之"的治则，宜温补脏腑、散寒除湿。

◎取穴原则

分推手阴阳可调和气血，配伍推三关、退六腑可平阴阳、调其脏腑；清大肠、补胃经、顺运八卦、摩中脘、按揉足三里可厚肠胃、和中焦，令其能进食；拿肚角可理气通络、缓解腹痛；推下七节骨可通腑泻浊，祛除肠中湿浊。

◎推拿处方

分推手阴阳	100次
补胃经	300次
清大肠	500次
顺运八卦	100次
退六腑	300次
推三关	100次
按揉足三里	100次
摩中脘	300次
拿肚角	3~5次
推下七节骨	100次

◎效果

经过3次推拿治疗，孩子大便已基本成形，腹痛消失，大便常规检查显示白细胞0~2个/HP，其余各项未见异常。为巩固疗效张教授建议再治疗3次。一共经过6次推拿治疗，孩子大便顺畅，晚上睡觉安稳，食欲好转。

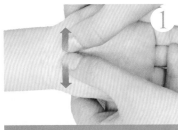

分推手阴阳

术者两手拇指指腹从孩子小天心（在掌根，大小鱼际交接之凹陷中）向两侧分推100次。

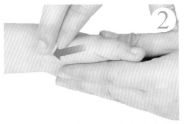

补胃经

术者拇指或食指自孩子拇指根推至掌根，推300次。

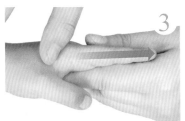

清大肠

术者右手拇指桡侧面自孩子虎口直推至食指指尖，推500次。

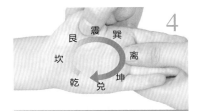

顺运八卦

术者左手持孩子左手四指，使掌心向上，同时拇指按定离卦。右手拇指自乾卦开始向坎卦运至兑卦，运100次。

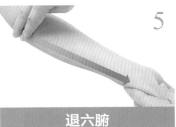

退六腑

术者食、中二指指腹自孩子前臂尺侧肘关节推至掌根，推300次。

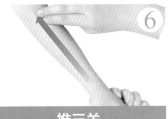

推三关

术者食、中二指并拢，自孩子前臂桡侧腕横纹推至肘横纹处，推100次。

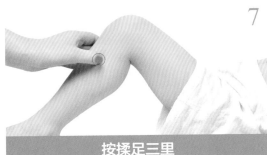

按揉足三里

拇指指腹按揉足三里（膝盖外侧凹陷下3寸，胫骨外侧约1横指处），按揉100次。

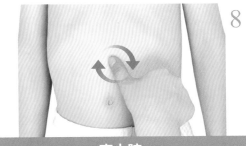

摩中脘

右手拇指或除拇指外的其余四指摩中脘（脐上4寸，胸骨下端剑突至脐连线的中点），摩300次。

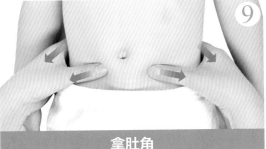

拿肚角

用拇、食、中三指向深处拿脐下2寸，旁开2寸两大筋处，一拿一松为1次，拿3~5次。

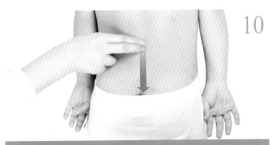

推下七节骨

食、中二指指腹自上而下直推孩子七节骨（第4腰椎至尾椎骨端成一直线），推100次。

腹胀

运化脾胃，行气消胀

◎门诊案例

4个月大的女婴月月，从出生后就经常腹胀、放屁，总是扭动身体，满脸涨红，放屁后会有所缓解。最近一周常因腹胀而夜啼、放臭屁时还经常把自己吓醒。晚上睡觉不安稳，1小时就要醒1次，醒了吃完奶才能睡着。妈妈已经开始给月月添加辅食，小便正常，大便每天3或4次，比较稀，味道臭，呈黄绿色。

◎四诊辨证

	精神一般，脸色晦暗；舌质红，舌苔黄且厚；指纹发紫；肛周红		腹胀如鼓
望		触	

◎病案分析

案例中的孩子乳食不节，胃虽能纳，但脾弱不消。湿蕴于中，浊气壅滞不行。清阳当升不升，浊阴当降不降，故而发为腹胀。应急则治其标，健脾助运、行气消胀。

◎取穴原则

分推手阴阳以调阴阳、和气血；清板门、清大肠、掐揉四横纹、推下七节骨、分推腹阴阳，可清热散结、通腑祛浊、行气消胀；按揉肺俞、脾俞、大肠俞可三焦同调，令气机畅达；捣小天心以安神镇静助眠；最后按肩井以调和气血。

◎推拿处方

分推手阴阳	50次
清大肠	100次
掐揉四横纹	掐50次、揉30次
清板门	100次
捣小天心	30次
分推腹阴阳	80次
按揉肺俞、脾俞、大肠俞	各200次
推下七节骨	100次
按肩井	10次

◎随症加减

经过1周的推拿治疗后，孩子放屁明显减少，睡眠好转，晚上吃奶次数明显减少；大便正常，每天2次；脸色转润，舌红，舌苔淡黄，指纹紫红，轻度腹胀。叮嘱家长每天用按弦走搓摩（见38页）50次，保健1周，以增强理气消胀的功效。

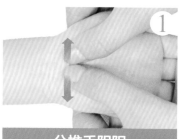

1 分推手阴阳

术者两手拇指指腹从孩子小天心（在掌根，大小鱼际交接之凹陷中）向两侧分推50次。

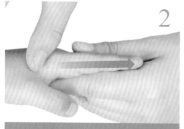

2 清大肠

术者右手拇指指桡侧面自孩子虎口直推至食指指尖，推100次。

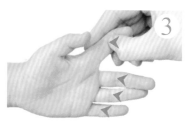

3 掐揉四横纹

术者拇指指甲依次掐孩子食、中、无名、小指第1指间关节横纹，继而揉之。掐50次，揉30次。

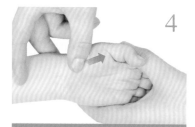

4 清板门

术者拇指从孩子掌根推至第1掌指关节，推100次。

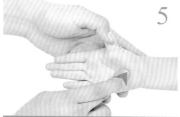

5 捣小天心

术者食指压于中指指端背面，用中指指端捣小天心，捣30次。

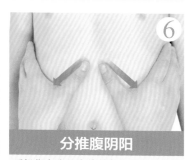

6 分推腹阴阳

两拇指自孩子胸骨剑突位置向两旁斜下分推至脐下正中线，推80次。

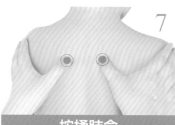

7 按揉肺俞

两手四指抚孩子肩臂处，再以两手拇指指腹按揉肺俞（背部第3胸椎棘突下，旁开1.5寸），按揉200次。

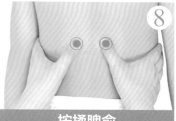

8 按揉脾俞

两手四指抚孩子胁下，再以两手拇指指腹按揉脾俞（背部第11胸椎棘突下，旁开1.5寸），按揉200次。

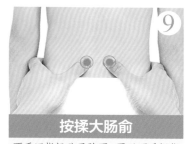

9 按揉大肠俞

两手四指抚孩子胁下，再以两手拇指指腹按揉大肠俞（腰部第4腰椎棘突下，旁开1.5寸），按揉200次。

10 推下七节骨

食、中二指指腹自上而下直推孩子七节骨（第4腰椎至尾椎骨端成一直线），推100次。

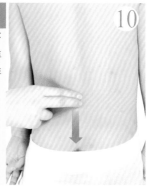

11 按肩井

术者右手食、中二指掐按孩子肩井（在肩部缺盆上，大骨前1寸凹陷中），再以左手紧拿孩子食指及无名指，使上肢伸直并摇之，摇10次。

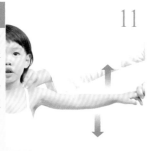

急性肠炎

清热利湿，调中止泻

◎**门诊案例**

1岁男孩随爸爸来门诊就诊。爸爸陈述，孩子最近3天一直腹泻，每天大便十多次；又稀又臭，伴有发热、呕吐，体温39.2℃。爸爸说估计是拉肚子，孩子食欲也不好，总是口渴，虽然喝得多，但小便不多。晚上还睡不安稳。于是就带孩子在医院输液3天，一直也没什么效果，就想着来看看中医。

◎**四诊辨证**

望	精神尚可，脸色略黄；舌质红，舌苔黄且厚；指纹淡紫	触	腹胀	辅助检查	大便常规显示：白细胞(+)

◎**病案分析**

本案患儿发热后热邪蕴结脾胃，下注大肠，传化失职，而导致泄泻，湿热交蒸，壅结肠胃气机而见泻下色黄且臭，故治宜清热利湿、调中止泻。

◎**取穴原则**

取清天河水、清板门、清大肠、顺摩腹、推下七节骨，以通腑气、清湿热；清小肠以利小便而实大便；顺运八卦调中止泻；掐揉右端正以止呕吐。

◎**推拿处方**

清大肠	300次
清小肠	300次
清板门	300次
顺运八卦	200次
掐揉右端正	150次
清天河水	300次
顺摩腹	300次
推下七节骨	200次

◎**随症加减**

当天推拿后，孩子大便4次，水样便，夹有白色颗粒或瓣状物，小便量增加，口渴减轻。上面推拿处方继续，将其中的推下七节骨改为100次，以减少攻下的作用，防止祛邪不当而伤正气；再加揉涌泉(见79页)100次以滋阴养液。

经过4次推拿治疗后，孩子胃口变好，精神转好，小便量增多、颜色淡，睡眠时间延长。上面推拿处方再加按揉脾俞、胃俞(见60页)、大肠俞(见62页)、肺俞(见56页)各100次，以健脾和胃，益气固肠，从而提高孩子吸收营养的能力。

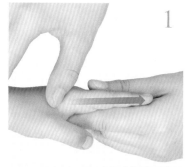

清大肠

术者右手拇指桡侧面自孩子虎口直推至食指指尖，推300次。

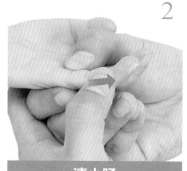

清小肠

术者左手拇指自孩子小指尺侧边缘由指根推至指尖，推 300次。

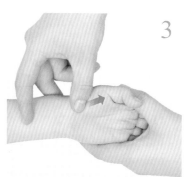

清板门

术者拇指从孩子掌根推至第1掌指关节，推300次。

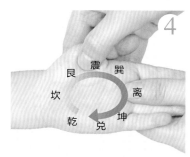

顺运八卦

术者左手持孩子左手四指，使掌心向上，同时拇指按定离卦。右手拇指自乾卦开始向坎卦运至兑卦，运200次。

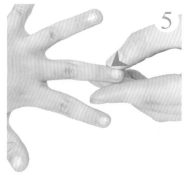

掐揉右端正

术者拇指掐揉孩子中指指甲根尺侧0.1寸处，掐揉150次。

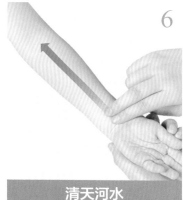

清天河水

术者食、中二指指腹沿孩子前臂内侧正中，自腕横纹起推至肘横纹，推300次。

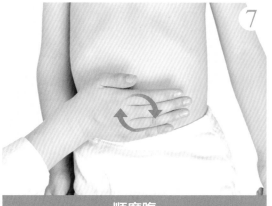

顺摩腹

用手掌顺时针摩孩子腹部，摩300次。

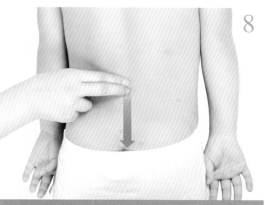

推下七节骨

食、中二指指腹自上而下直推孩子七节骨（第4腰椎至尾椎骨端成一直线），推200次。

大便干硬

清热通便，除腹满

◎门诊案例

一个2岁的男孩随妈妈来门诊就诊。孩子从小就是奶粉喂养，大便一直偏干，大概每天1次。2周前感冒后，孩子大便干硬、不顺畅，2~3天才1次，干得跟羊屎一样，特别是大便头干。孩子一到大便时就急得不行，又哭又闹。小便发黄，晚上睡觉出汗多。父母也尝试用香油、蜂蜜等措施通便，都没有什么效果，快3天了都拉不出，胃口也不好。

◎四诊辨证

望	精神好，脸色偏红；舌质红，舌苔中部发黄且厚；指纹呈紫红色	触	左下腹能摸到条状粪块，腹胀，但无明显压痛

◎病案分析

孩子由外感发热而致内热偏盛，此气之偏盛，彼气之偏虚。"火盛克金"，阳明热盛伤肠之津，津液耗伤、大肠失降、糟粕干结，出现便干不通。舌质红、苔中部黄厚、指纹紫红，均为热邪盛于阳明内腑的表现。按"热者寒之，留者攻之"的治法，治宜清热通便。

◎取穴原则

分推手阴阳可调阴阳、和气血；清板门、清大肠、推下七节骨、拿天枢可促进胃肠蠕动，推陈致新；补脾经可健脾理气、顾护中焦，以防过度用消导治法而误伤小儿正气；顺运八卦、顺摩腹，可宽胸理气、行滞消食、除腹满；退六腑与推三关的推拿次数比例是5：1，旨在清热去火为主的同时，防止大凉伤正气。

◎推拿处方

分推手阴阳	500次
补脾经	200次
清大肠	1000次
清板门	1000次
顺运八卦	200次
推三关	100次
退六腑	500次
顺摩腹	500次
拿天枢	20次
推下七节骨	1000次

◎效果

首次推拿后，孩子当天晚上大便1次，量多，呈羊屎状。次日腹胀减轻，饮食增进。共推拿3次，之后大便每天1次，孩子精神状态更好了。

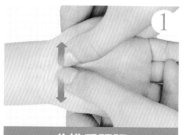

分推手阴阳

术者两手拇指指腹从孩子小天心（在掌根，大小鱼际交接之凹陷中）向两侧分推500次。

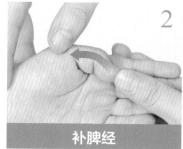

补脾经

使孩子拇指微屈，术者以右手拇指桡侧或指面沿孩子拇指桡侧自指尖推至指根，推200次。

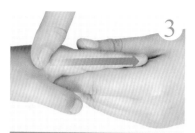

清大肠

术者右手拇指桡侧面自孩子虎口直推至食指指尖，推1000次。

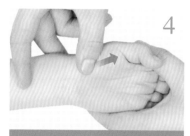

清板门

术者拇指从孩子掌根推至第1掌指关节，推1000次。

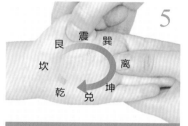

顺运八卦

术者左手持孩子左手四指，使掌心向上，同时拇指按定离卦。右手拇指自乾卦开始向坎卦运至兑卦，运200次。

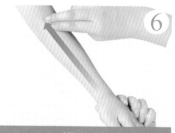

推三关

术者食、中二指并拢，沿孩子前臂桡侧腕横纹推至肘横纹处，推100次。

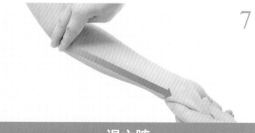

退六腑

术者食、中二指指腹自孩子前臂尺侧肘关节推至掌根，推500次。

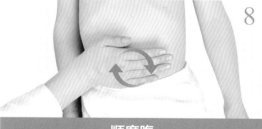

顺摩腹

用手掌顺时针摩孩子腹部，摩500次。

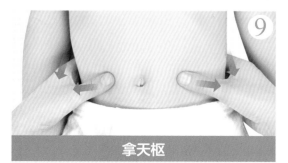

拿天枢

两手拇指和食指拿孩子脐旁2寸处，拿20次。

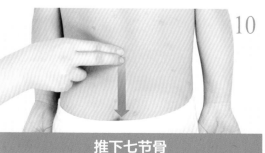

推下七节骨

食、中二指指腹自上而下直推孩子七节骨（第4腰椎至尾椎骨端成一直线），推1000次。

脾虚便秘

健脾生津益气机

◎门诊案例

一个4岁的女孩，便秘2年多了。2岁前经常拉肚子，2岁以后，大便开始变干；甚至好多天不解大便，肚子还经常发胀，发出肠鸣的声音。以前多次服用通便药物，也尝试过多种食疗方法，都没有效果。后来吃了20多服中药，效果不错，但停药后又是老样子。

◎四诊辨证

望	孩子没精神，不活泼，脸色苍白，嘴唇干裂，声低气弱；舌质淡红，舌苔白且薄；指纹发红	触	腹软不胀，左下腹无明显粪便积块，也无压痛	辅助检查	患者曾做腹部X射线检查，没有发现异常

◎病案分析

孩子久泻脾虚，脾气虚则无力推动大便下行，按"气虚宜掣引之"的治法，宜健脾益气。

◎取穴原则

补脾经、摩中脘为主穴，助运脾胃，补脾胃生化之源；"肾为胃关"，分推手阴阳以平衡阴阳；揉二人上马、肾俞，强肾气以配合肠胃运化充盛；清大肠、顺运八卦、按揉足三里，通调脏气，大便当得自行；然后捏脊并重提脾俞、肾俞、大肠俞，健运中焦、益气固本、通脏泻浊。

◎推拿处方

分推手阴阳 ··· 400次
补脾经 ·· 1000次
清大肠 ··· 300次
顺运八卦 ·· 100次
揉二人上马 ·· 500次
按揉足三里 ·· 200次
摩中脘 ··· 500次
揉肾俞 ·· 50次

张教授教家长捏脊疗法，每天晨起空腹常规捏3遍，然后重提脾俞、肾俞、大肠俞各3次，连续2周为1个疗程。

◎效果

2周推拿治疗后，孩子排便有规律，每天1次，形状正常。

分推手阴阳

术者两手拇指指腹从孩子小天心（在掌根，大小鱼际交接之凹陷中）向两侧分推400次。

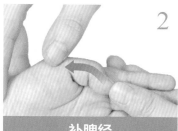

补脾经

使孩子拇指微屈，术者以右手拇指桡侧或指面沿孩子拇指桡侧自指尖推至指根，推1000次。

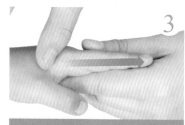

清大肠

术者右手拇指桡侧面自孩子虎口直推至食指指尖，推300次。

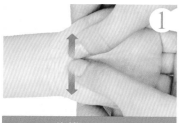

顺运八卦

术者左手持孩子左手四指，使掌心向上，同时拇指按定离卦。右手拇指自乾卦开始向坎卦运至兑卦，运100次。

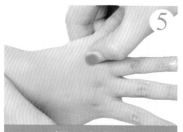

揉二人上马

术者拇指揉孩子手背无名指与小指掌骨（第4、第5掌骨）小头后陷中处，揉500次。

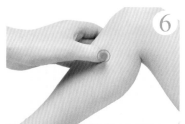

按揉足三里

拇指指腹按揉足三里（膝盖外侧凹陷下3寸，胫骨外侧约1横指处），按揉200次。

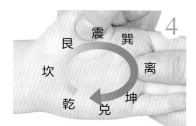

摩中脘

右手拇指或除拇指外的其余四指摩中脘（脐上4寸，胸骨下端剑突至脐连线的中点），摩500次。

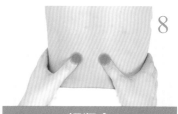

揉肾俞

两手四指抚孩子胁下，再以两手拇指指腹揉肾俞（腰部第2腰椎棘突下，旁开1.5寸），揉50次。

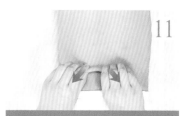

捏脊

两手拇指置于脊柱两侧，从长强向上推至大椎，边推边以食指、中指捏拿起脊旁皮肤，捏脊3遍。

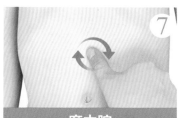

重提脾俞

两手拇、食、中三指相对用力向上提拉脾俞（背部第11胸椎棘突下，旁开1.5寸），重提3次。

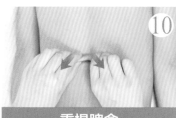

重提肾俞

两手拇、食、中三指相对用力向上提拉肾俞（腰部第2腰椎棘突下，旁开1.5寸），重提3次。

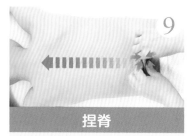

重提大肠俞

两手拇、食、中三指相对用力向上提拉大肠俞（腰部第4腰椎棘突下，旁开1.5寸），重提3次。

积滞

和中化湿，消积导滞

◎ **门诊案例**

4岁男孩丁丁喝了一瓶冰饮料后，开始胃部疼痛，不爱饮食，伴随发热和腹胀；出现舌苔厚腻的积滞症状。测量体温39℃，精神差，2天没有排大便，小便正常，睡不安稳，出了很多汗。孩子曾经患有"肠系膜淋巴结炎"，常因为肚子疼痛而哭闹。

◎ **四诊辨证**

 望	孩子精神萎靡，脸色发黄，唇红；舌苔发黄且腻；咽部红，扁桃体Ⅰ度肿大	 触	腹胀，身体热盛，腹部温度最高	辅助检查	体温39.3℃

◎ **病案分析**

患儿乳食停滞中焦（脾胃），饮用冷饮后，腹部寒热相争、气血不畅，产生腹部疼痛，脾胃的运化失宜导致不思饮食、气机不利，故腹痛、睡眠不安。乳食停滞，阳明郁结化热，出现遍体灼热，腹部尤甚，治疗应以和中化湿、消积导滞为主。

◎ **取穴原则**

清大肠、清胃经、退六腑、推下七节骨，可通腑泻浊、推陈致新，配伍掐揉四横纹可加强行气导滞之功效，且可兼清郁热；推天柱骨可退热除烦；推三关可温补正气，以防泻下过度而攻伐正气。

◎ **推拿处方**

清胃经	200次
清大肠	300次
掐揉四横纹	各50次
退六腑	300次
推三关	100次
推天柱骨	300次
推下七节骨	300次

◎ **随症加减**

次日复诊，孩子高热已退，体温37℃，精神好，脸色有点黄，唇红，还是没有排大便。在上面的推拿处方中减去推天柱骨，推下七节骨增加到500次。因孩子体温降低，故去掉单用于清热的推天柱骨；因大便未通，故增加推下七节骨的次数，以期通下大便。

◎ **效果**

改变推拿处方，经过3次推拿治疗后，孩子午后大便1次，量多，热退，所有症状消除。

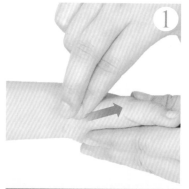

清胃经

术者拇指或食指自孩子掌根推至拇指根，推200次。

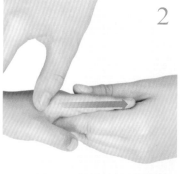

清大肠

术者右手拇指桡侧面，自孩子虎口直推至食指指尖，推300次。

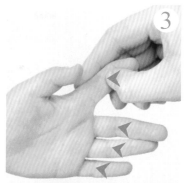

掐揉四横纹

术者拇指指甲依次掐孩子食、中、无名、小指第1指间关节横纹，继而揉之。掐50次，揉50次。

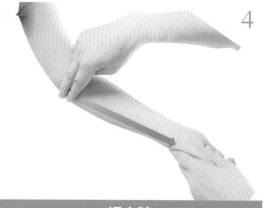

退六腑

术者食、中二指指腹自孩子前臂尺侧肘关节推至掌根，推300次。

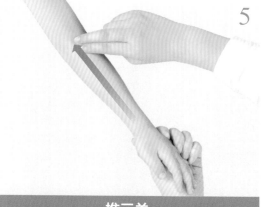

推三关

术者食、中二指并拢，自孩子前臂桡侧腕横纹推至肘横纹处，推100次。

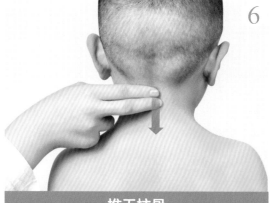

推天柱骨

食、中二指指腹从孩子颈后发际正中至大椎自上而下直推，推300次。

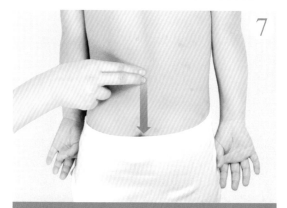

推下七节骨

食、中二指指腹自上而下直推孩子七节骨（第4腰椎至尾椎骨端成一直线），推300次。

呕吐

固本和胃，调理三焦

◎ **门诊案例**

女孩倩倩1岁6个月，随父母来门诊就诊。父母陈述，孩子2天前开始呕吐，体温37.5℃，稍微吃点东西就吐，并伴随腹泻。妈妈观察到孩子小便发黄，大便一天2或3次，跟蛋花似的，又稀又黄。孩子睡眠质量差，容易惊醒，睡着了还磨牙。孩子是足月顺产的，生下来比较轻，才2千克。6个月大的时候曾进行过唇裂修复手术，现在母乳、奶粉和辅食混合喂养，常有消化不良。倩倩到现在依然不会走路、说话少，妈妈担心她体质太差，前来推拿。

◎ **四诊辨证**

望	孩子无精打采，脸色发黄，憔悴；舌质淡红，舌苔发黄、黏腻；咽部红；指纹发紫	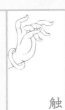触	腹胀，前囟未闭	闻	口气重
				其他	孩子体温正常

◎ **病案分析**

胃乃脾家之本，荣乃卫室之根，根本坚固，百虚不作，表里充实，诸邪不入。

◎ **取穴原则**

清板门、清大肠、分推手阴阳、顺运八卦、掐揉四横纹、推下七节骨，可调畅三焦气机，降逆止呕，顺五脏气机；按弦走搓摩加摩中脘，揉肝俞、脾俞，可开胃进食、醒脾和胃、助气去虚；掐揉右端正、推天柱骨以加强降逆止呕之功。

◎ **推拿处方**

分推手阴阳	200次	摩中脘	300次
清大肠	400次	按弦走搓摩	100次
掐揉四横纹	各50次	推天柱骨	300次
掐揉右端正	300次	按揉肝俞、脾俞	各50次
清板门	500次	推下七节骨	200次
顺运八卦	100次		

◎ **效果**

次日就诊时，孩子呕吐减少，胃口仍不佳，大便一天2次，质稠。精神明显好转，晚上睡觉比以前安稳，只醒了1次，在拍打、抚慰后就能继续入睡。经过8次推拿治疗后，孩子呕吐、拉肚子、睡眠差等症状消失，虽然还是吃得少，但整体情况比推拿治疗前要好。

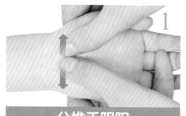

分推手阴阳

术者两手拇指指腹从孩子小天心（在掌根，大小鱼际交接之凹陷中）向两侧分推200次。

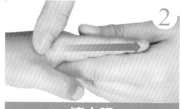

清大肠

术者右手拇指桡侧面自孩子虎口直推至食指指尖，推400次。

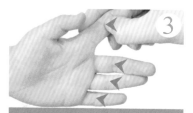

掐揉四横纹

术者拇指指甲依次掐孩子食、中、无名、小指第1指间关节横纹，继而揉之。掐50次，揉50次。

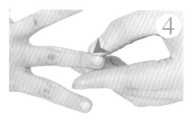

掐揉右端正

术者拇指掐揉孩子中指指甲根尺侧0.1寸处，掐揉300次。

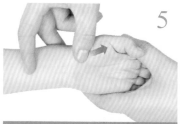

清板门

术者拇指从孩子掌根推至第1掌指关节，推500次。

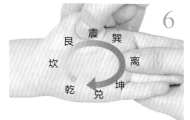

顺运八卦

术者左手持孩子左手四指，使掌心向上，同时拇指按定离卦。右手拇指自乾卦开始向坎卦运至兑卦，运100次。

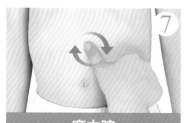

摩中脘

右手拇指或除拇指外的其余四指摩中脘（脐上4寸，胸骨下端剑突至脐连线的中点），摩300次。

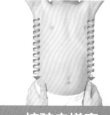

按弦走搓摩

令孩子仰卧，双手举过头顶，术者双掌从孩子两腋下搓摩至肚角（脐下2寸，旁开2寸两大筋）处，搓摩100次。

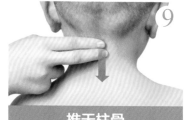

推天柱骨

食、中二指指腹从孩子颈后发际正中至大椎自上而下直推，推300次。

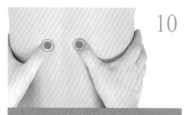

按揉肝俞

两手四指抚胁下，两手拇指指腹按揉肝俞（背部第9胸椎棘突下，旁开1.5寸），按揉50次。

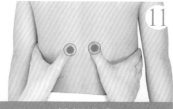

按揉脾俞

两手四指抚孩子胁下，再以两手拇指指腹按揉脾俞（背部第11胸椎棘突下，旁开1.5寸），按揉50次。

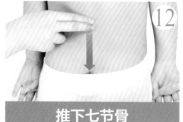

推下七节骨

食、中二指指腹自上而下直推孩子七节骨（第4腰椎至尾椎骨端成一直线），推200次。

110

营养不良性贫血

健脾助阳，培补正气

◎ **门诊案例**

1岁3个月的女孩随妈妈来门诊就诊。妈妈陈述，孩子总是容易疲倦，从出生到7个多月，每天大便2或3次，曾尝试过很多方法，时好时差。现在总在吃饭前要大便，大便量不多、不成形、特别臭。孩子对母乳非常依赖，不肯喝奶粉，不肯进食辅食，睡眠差。有时候小便是乳白色的，有红色颗粒沉淀。孩子不喜欢活动，晚上睡觉出汗多。最近3个月，妈妈感觉孩子脸色发白，肌肉无力更严重了。在医院检查后，医生说是"营养不良性贫血"，家长表示给孩子喂药，总是哭闹，希望进行推拿治疗。

◎ **四诊辨证**

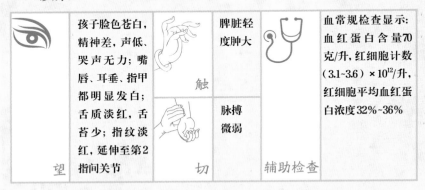

| 望 | 孩子脸色苍白，精神差，声低、哭声无力；嘴唇、耳垂、指甲都明显发白；舌质淡红，舌苔少；指纹淡红，延伸至第2指间关节 | 触 | 脾脏轻度肿大 | 切 | 脉搏微弱 | 辅助检查 | 血常规检查显示：血红蛋白含量70克/升，红细胞计数（3.1-3.6）× 10^{12}/升，红细胞平均血红蛋白浓度32%-36% |

◎ **病案分析**

孩子先天不足，后天失调，加上脾胃薄弱，出现了长期腹泻；脾失健运，生血之源不足，出现贫血，导致面唇苍白、四肢乏力、食欲不振等症状。

◎ **取穴原则**

以补脾经、推三关、摩中脘运脾和胃、益气助阳；以顺运八卦、掐揉四横纹调达中焦气机；补肾经益气固脱，防止正气进一步耗伤。

◎ **推拿处方**

补脾经	1000次	推三关	200次
补肾经	500次	摩中脘	500次
掐揉四横纹	各50次	每天1次，6次为1个疗程。	
顺运八卦	300次		

◎ **随症加减**

6次推拿治疗后，孩子每天大便1次，基本成形，精神活泼，喜欢下地行走，原推拿处方加捏脊（见31页）5遍，重提脾俞、胃俞（见60页）、三焦俞（见103页）并按揉心俞（见58页）50次继续治疗。捏脊疗法可健运中焦、益气生血、提高正气；重提脾俞、胃俞、三焦俞旨在增强健脾和胃之功效；按揉心俞可养心安神、通调经脉。

◎ **效果**

一共经过12次推拿治疗，孩子体重增加2.5千克。血常规检查，血红蛋白110克/升，红细胞计数4× 10^{12}/升。

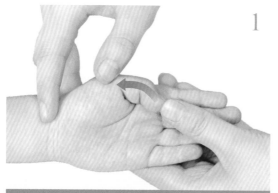

补脾经

使孩子拇指微屈，术者以右手拇指桡侧或指面沿孩子拇指桡侧自指尖推至指根，推1000次。

补肾经

术者右手拇指自孩子小指指根推至指尖（掌面稍偏尺侧），推500次。

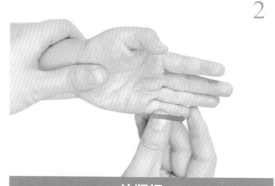

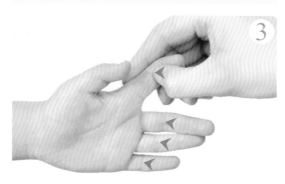

掐揉四横纹

术者拇指指甲依次掐孩子食、中、无名、小指第1指间关节横纹，继而揉之。掐50次，揉50次。

顺运八卦

术者左手持孩子左手四指，使掌心向上，同时拇指按定离卦。右手拇指自乾卦开始向坎卦运至兑卦，运300次。

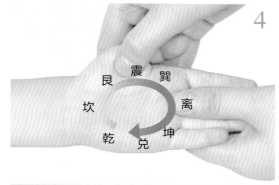

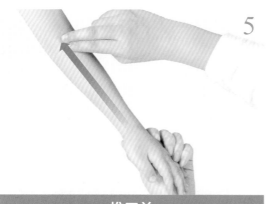

推三关

术者食、中二指并拢，自孩子前臂桡侧腕横纹推至肘横纹处，推200次。

摩中脘

右手拇指或除拇指外的其余四指摩中脘（脐上4寸，胸骨下端剑突至脐连线的中点），摩500次。

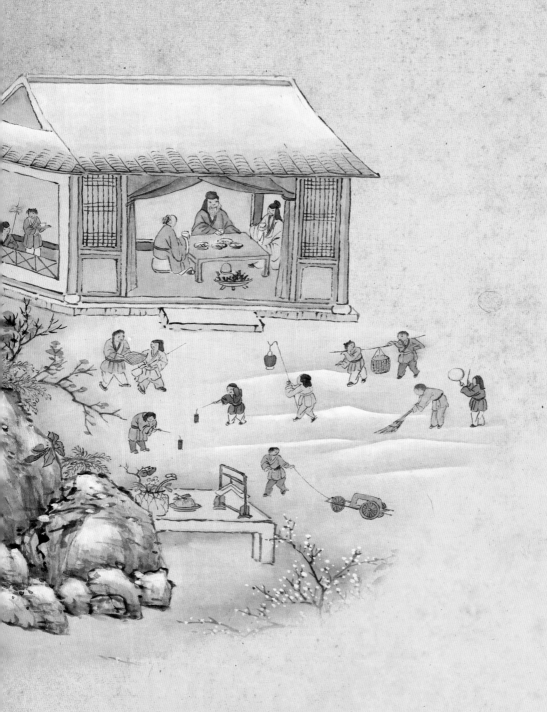

第五章

推拿养肺

远离呼吸系统疾病

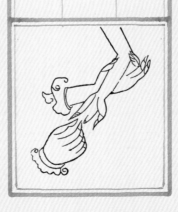

感冒

温经散寒，扶正祛邪

◎**门诊案例**

一位妈妈带着5个月大的女婴来门诊就诊。孩子半个月前感冒，这两天忽然又出现了鼻塞、流清涕、打喷嚏等症状。鼻塞严重时，孩子一吃奶就吐奶头，不停地哭，晚上睡觉还常常被憋醒，大概半小时醒1次。小便正常，大便偏稀。已服用中西药10天，现在再次加重，想来试试推拿。

◎**四诊辨证**

孩子精神不错，但面色苍白，有打喷嚏、流清涕的症状，一直张嘴呼气；舌质红，舌苔薄、颜色白；指纹明显色青

◎**病案分析**

孩子为典型的风寒外感证。小儿卫外功能薄弱，本已感冒，又复感风寒，体虚卫表不固，故鼻塞加重。

◎**取穴原则**

用补脾经、揉外劳宫以培土生金、温阳散寒，充实卫外之气，以驱散寒邪；揉一窝风发汗解表、扶正祛邪；四大手法、黄蜂入洞，均可宣通鼻窍；清肺经，按风门、肺俞，可疏风宣肺、发散风邪；按肩井可调和气血。

◎**推拿处方**

四大手法（开天门、推坎宫、运太阳、揉耳后高骨）	各50次
黄蜂入洞	50次
补脾经	100次
清肺经	200次
揉外劳宫	200次
揉一窝风	200次
揉风门、肺俞	各50次
按肩井	10次

◎**特效小妙招**

取适量葱白，捣烂后加少许盐，用布包敷囟门上，干后取下。葱白具有辛温解表发汗之功效，可通过皮肤吸收以起到通鼻窍、止鼻涕的功效。

◎**效果**

次日就诊时，孩子鼻塞的症状明显减轻，能正常吃奶，不过吃得不多。孩子精神好，晚上睡得也比较安稳。经过连续4次推拿治疗后，病症全部消除。

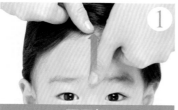

开天门

两手拇指自孩子眉心向额上交替直推至发际，推50次。

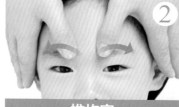

推坎宫

两手拇指自孩子眉心分推至眉梢，推50次。

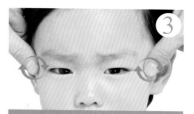

运太阳

两手托扶孩子头部，两拇指运孩子两眉后凹陷处，运50次。

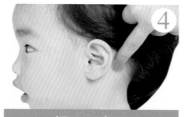

揉耳后高骨

中指指腹揉孩子耳后乳突后缘高骨下凹陷处，揉50次。

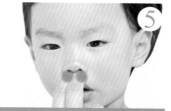

黄蜂入洞

右手食、中二指指腹在孩子两鼻孔下方上下揉动，揉50次。

补脾经

使孩子拇指微屈，术者以右手拇指桡侧或指面沿孩子拇指桡侧自指尖推至指根，推100次。

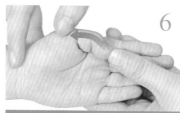

清肺经

术者右手拇指自孩子无名指掌面末节横纹起推至指尖，推200次。

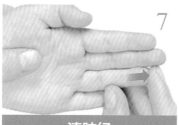

揉外劳宫

术者中指指端揉孩子手背中指与无名指掌骨中间，揉200次。

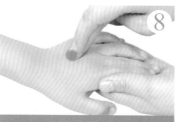

揉一窝风

术者右手拇指或食指指腹揉孩子手背腕横纹中央凹陷处，揉200次。

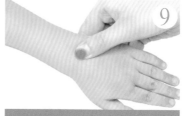

揉风门

两手四指抚孩子肩臂处，再以两手拇指指腹揉风门（背部第2胸椎棘突下，旁开1.5寸），揉50次。

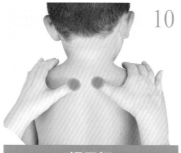

揉肺俞

两手四指抚孩子肩臂处，再以两手拇指指腹揉肺俞（第3胸椎棘突下，旁开1.5寸），揉50次。

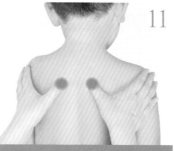

按肩井

术者右手食、中二指掐按孩子肩井（在肩部缺盆上，大骨前1寸凹陷中），再以左手紧拿孩子食指及无名指，使上肢伸直并摇之，摇10次。

高热

清热泻下，开窍醒神

◎门诊案例

4个月大的女婴持续发热3天，体温39℃以上，怕光、恶心、呕吐，吐的东西黏稠、有酸味，有的时候还会咳嗽。小便发黄发热，大便干。总是昏睡并且烦躁。孩子眼睛红，还有眼眵，醒的时候总是会摇头、用小手敲头，家长非常着急，也很担心。之前在医院用过抗炎溶液滴鼻子，还吃过2剂中药，但是也没能退热。家长想要寻求推拿解决孩子的问题。

◎四诊辨证

 望	孩子脸色发红，喜昏睡；双目红，有眼眵；声音低沉，气息粗浊，伴有咳嗽；舌质红，舌苔厚，颜色黄；嘴唇红，咽部红；指纹紫滞	 触	全身发热，手心烫，腹部胀痛，按压时哭闹
		闻	嘴里有乳酸味

◎病案分析

孩子高热，烦躁不安，呕吐酸馊，小便黄，舌苔黄厚，胃中积热化火，火热扰心，痰阻心窍，故神识不知；痰壅于胃，久则里热化火，致胃气上逆，上逆则呕吐。治法为清热泻下、开窍醒神。

◎取穴原则

清天河水、清肺经可解热邪；退六腑、推三关可调和阴阳、清里热；顺运八卦、清肝经、分推腹阴阳、拿天枢、捏脊可顺气除满、消积导滞；揉天突可开窍醒神、降逆止呕。

◎推拿处方

清肝经	150次	推三关	100次
清肺经	300次	揉天突	50次
顺运八卦	100次	分推腹阴阳	100次
清天河水	400次	拿天枢	10次
退六腑	200次	捏脊	5遍

◎随症加减

经过3次治疗后，再加推天柱骨（见50页）200次、掐揉右端正（见74页）30次、顺时针摩腹（见29页）300次，以加强降逆止呕的功效。

◎效果

经过3次推拿治疗后，孩子体温降至37.5℃左右，烦躁症状明显减轻，偶尔干呕。小便颜色澄清，大便头略干。调整推拿处方后，孩子呕吐症状消除，大便顺畅，精神活泼，食欲增强。

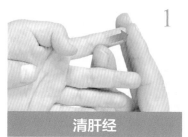

清肝经

术者拇指自孩子食指掌面末节横纹起推至指尖，推150次。

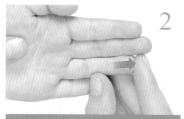

清肺经

术者右手拇指自孩子无名指掌面末节横纹起推至指尖，推300次。

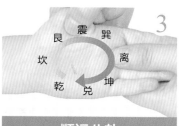

顺运八卦

术者左手持孩子左手四指，使掌心向上，同时拇指按定离卦。右手拇指自乾卦开始向坎卦运至兑卦，运100次。

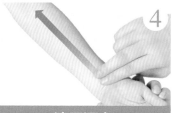

清天河水

术者食、中二指指腹沿孩子前臂内侧正中，自腕横纹起推至肘横纹，推400次。

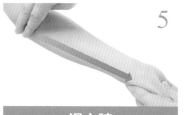

退六腑

术者食、中二指指腹自孩子前臂尺侧肘关节推至掌根，推200次。

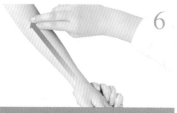

推三关

术者食、中二指并拢，自孩子前臂桡侧腕横纹推至肘横纹处，推100次。

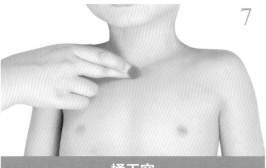

揉天突

中指指腹揉胸骨切迹上缘凹陷正中处，揉50次。

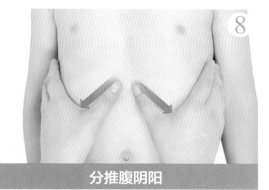

分推腹阴阳

两拇指自孩子胸骨剑突位置向两旁斜下分推至腋下正中线，推100次。

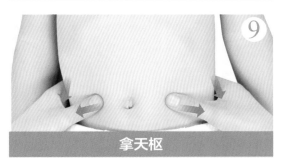

拿天枢

两手拇指和食指拿孩子脐旁2寸处，拿10次。

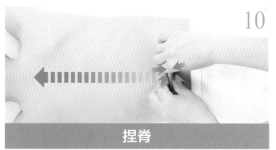

捏脊

两手拇指置于脊柱两侧，从长强向上推进至大椎，边推边以食指、中指捏拿起脊旁皮肤，捏脊5遍。

小儿肺炎

清肺化痰，和胃降浊

◎门诊案例

7个月大的男婴近4个月经常咳嗽，不仅有痰，而且呕吐，呕吐物是白色的泡沫黏液，进食少。晚上睡得也不安稳，出汗多，哭闹不停。4个月前，孩子曾因为肺炎住过院，发现青霉素类药物过敏，医生给换成了口服药。住院半个月孩子咳嗽情况依然存在，又转院到另外两家省级医院，现咳嗽症状仍未改善，家长决定尝试推拿治疗。

◎四诊辨证

望	孩子脸色发黄，全身皮肤粗糙、没有光泽，精神差；舌质暗红，流口水，舌苔发黄、黏腻、较厚；咽部不红；指纹呈紫红色	触	腹胀	辅助检查	体温 37.1 ℃。通过听诊发现：两肺呼吸声粗重，双肺底偶尔能听到水泡音

◎病案分析

《黄帝内经》云："脾咳不已，则胃受之，胃咳之状，咳而呕……"案例中的孩子咳嗽，喉间有痰，伴呕吐，应属胃咳。故治疗应和胃降浊、清肺化痰。

◎取穴原则

以分推手阴阳调和气血；以顺运八卦、清板门、摩中脘、按揉脾俞、按揉丰隆健脾和胃、化痰助运；以清肺经、揉乳旁、清肝经、分推膻中、分推肩胛、按揉肺俞和厥阴俞清肺经郁热、宽胸理气；推涌泉滋阴益肾、治痰壅上。

◎推拿处方

分推手阴阳	100次
清肺经	300次
清肝经	200次
清板门	300次
顺运八卦	100次
按揉丰隆	200次
推涌泉	100次
分推膻中	100次
揉乳旁	200次
摩中脘	300次
分推肩胛	50次
按揉肺俞、厥阴俞、脾俞	各50次

◎效果

经过4次推拿治疗后，孩子不再呕吐痰液，食欲增强，精神好，后又继续推拿巩固治疗，直至完全好转。

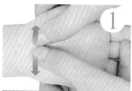

分推手阴阳

术者两手拇指指腹从孩子小天心（在掌根，大小鱼际交接之凹陷中）向两侧分推100次。

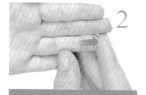

清肺经

术者右手拇指自孩子无名指掌面末节横纹起推至指尖，推300次。

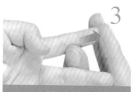

清肝经

术者拇指自孩子食指掌面末节横纹起推至指尖，推200次。

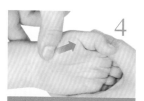

清板门

术者拇指从孩子掌根推至第1掌指关节，推300次。

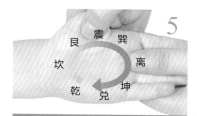

巽
震
离
艮
坤
坎
乾
兑

顺运八卦

术者左手持孩子左手四指，使掌心向上，同时拇指按定离卦。右手拇指自乾卦开始向坎卦运至兑卦，运100次。

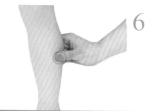

按揉丰隆

拇指或中指指腹按揉丰隆（外踝尖上8寸，胫骨前缘外侧1.5寸，胫腓骨之间），按揉200次。

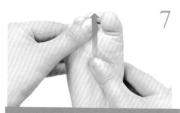

推涌泉

两拇指指腹轮流自孩子足掌心前1/3处推向足尖，推100次。

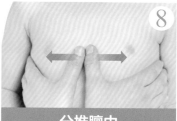

分推膻中

两手四指抚孩子两胁，两拇指同时于膻中向左右分推100次；再以食、中二指由胸骨柄向下推至膻中，推100次；最后以指腹按揉膻中。

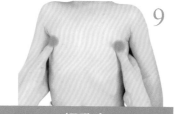

揉乳旁

两手四指抚孩子两胁，两拇指指腹揉乳头外侧旁开0.2寸处，揉200次。

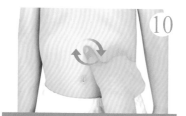

摩中脘

右手拇指或除拇指外的其余四指摩中脘（脐上4寸，胸骨下端剑突至脐连线的中点），摩300次。

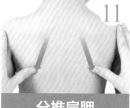

分推肩胛

两拇指指腹，自孩子肩胛上角，沿肩胛骨内侧缘分推至肩胛下角，推50次。

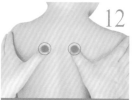

按肺俞

两手四指抚孩子肩臂处，再以两手拇指指腹按肺俞（背部第3胸椎棘突下，旁开1.5寸），按50次。

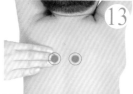

按厥阴俞

食、中、无名三指指腹按孩子两侧厥阴俞（背部第4胸椎棘突下，旁开1.5寸），按50次。

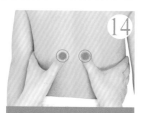

按脾俞

两手四指抚孩子胁下，再以两手拇指指腹按脾俞（背部第11胸椎棘突下，旁开1.5寸），按50次。

慢性支气管炎

补正气，宣肺气

◎门诊案例

一位妈妈带着7个月大的男婴来门诊就诊。孩子在这4个多月里面，每个月会咳嗽2次，各持续10天左右，经常呛咳，喉中有痰，伴呕吐，唇周发青。曾去医院儿科看过，医生诊断为支气管炎，服用中西药后，确有效果，但没过多久又会复发。最近一周又出现咳嗽有痰的情况，吃奶量减少，精神状态略差。大便每天3或4次，黄绿色、没有酸臭味。家长听说小儿推拿恢复快、效果好，就来试试。

◎四诊辨证

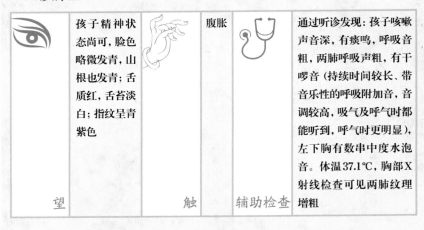

望		触	辅助检查	
	孩子精神状态尚可，脸色略微发青，山根也发青；舌质红，舌苔淡白；指纹呈青紫色	腹胀		通过听诊发现：孩子咳嗽声音深，有痰鸣，呼吸音粗，两肺呼吸声粗，有干啰音（持续时间较长、带音乐性的呼吸附加音，音调较高，吸气及呼气时都能听到，呼气时更明显），左下胸有数串中度水泡音。体温37.1℃，胸部X射线检查可见两肺纹理增粗

◎病案分析

孩子因为素体较弱，易感受外邪，疾病迁延未愈，易反复咳嗽，留恋不解。正气不足，正虚邪恋，因而反复发作。

◎取穴原则

以分推手阴阳调和气血、平衡阴阳；以补脾经、顺运八卦健运中焦、理气助运、培土生金；以清补肺经、分推胸阴阳、开璇玑、按揉风门和肺俞宽胸理气、宣肺止咳；以按肩井调达经络、顺气和血。

◎推拿处方

分推手阴阳	100次
补脾经	500次
清补肺经	各500次
顺运八卦	100次
分推胸阴阳	300次
开璇玑	用煮熟的鸡蛋，趁热在开璇玑的路线上操作，至蛋凉为止
按揉风门、肺俞	各300次
按肩井	30次

◎效果

经过8次推拿治疗，孩子咳声通畅，吃奶量增加，精神状态也有好转，建议每月做1周时间的治疗，坚持3个月。3个月后，孩子身体生长变快，咳嗽没有再发作。

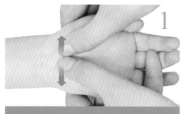

分推手阴阳

术者两手拇指指腹从孩子小天心（在掌根，大小鱼际交接之凹陷中）向两侧分推100次。

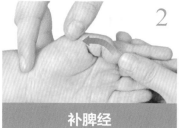

补脾经

使孩子拇指微屈，术者以右手拇指桡侧或指面沿孩子拇指桡侧自指尖推至指根，推500次。

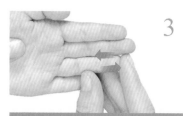

清补肺经

术者右手拇指自孩子无名指掌面末节横纹起至指尖来回推，各推500次。

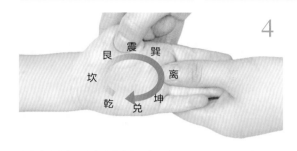

顺运八卦

术者左手持孩子左手四指，使掌心向上，同时拇指按定离卦。右手拇指自乾卦开始向坎卦运至兑卦，运100次。

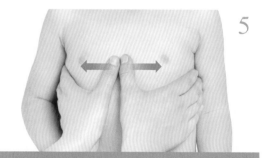

分推胸阴阳

以双手拇指桡侧，依次自孩子第1肋间隙至第4肋间隙做分推法，推300次。

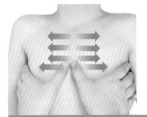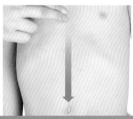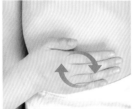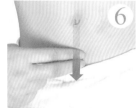

开璇玑

①将煮熟的鸡蛋趁热从璇玑处沿胸肋自上而下，向左右两旁滚动；②鸡蛋自鸠尾（在上腹部，前正中线上，当胸剑结合部下1寸）处向脐直滚；③鸡蛋顺时针滚腹部；④鸡蛋从肚脐滚至小腹。重复上述操作至蛋凉为止。（上图为手法演示）

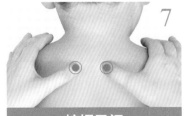

按揉风门

两手四指抚孩子肩臂处，再以两手拇指指腹按揉风门（背部第2胸椎棘突下，旁开1.5寸），按揉300次。

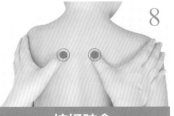

按揉肺俞

两手四指抚孩子肩臂处，再以两手拇指指腹按揉肺俞（背部第3胸椎棘突下，旁开1.5寸），按揉300次。

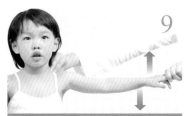

按肩井

术者右手食、中二指指按孩子肩井（在肩部缺盆上，大骨前1寸凹陷中），再以左手紧拿孩子食指及无名指，使上肢伸直并摇之，摇30次。

急性支气管炎

宣肺止咳，理气通滞

◎门诊案例

希希是个2岁5个月的女孩，妈妈带其就诊时，说孩子已经断断续续地咳嗽十多天了。2天前的夜里，希希突然发热，体温39℃，于是赶紧去了医院，吃了西药，热退下去了。第2天没再发热，但咳嗽加重了，有时还喊着肚子疼。孩子吃得比以前少，大便3~4天1次，又少又干，小便发黄，睡得也不踏实，还有鼾声。

◎四诊辨证

望	孩子精神不错，脸色苍白；舌质红，舌苔发白、黏腻；指纹呈青紫色；咽部略充血，扁桃体 I 度肿大	辅助检查	通过听诊器能听到干啰音（持续时间较长、带音乐性的呼吸附加音，音调较高，吸气及呼气时都能听到，呼气时更明显），双肺呼吸声粗。腹部B超检查显示肠系膜淋巴结肿大

◎病案分析

孩子里热积滞，断续咳嗽已久，正气将虚，又复感外邪致发热，鼻中有涕，咽红、扁桃体大，便秘等。证属虚实夹杂。

◎取穴原则

用清大肠、清板门，清除里热、通滞扶正；用清肺经、揉掌小横纹、揉乳根、揉乳旁、揉肺俞、分推膻中，止咳化痰、宽胸理气；用分推手阴阳、顺运八卦、清肝经、揉二人上马助其养阴益气，同时止腹痛。

◎推拿处方

分推手阴阳	100次
清大肠	200次
清肝经	100次
清肺经	300次
清板门	300次
顺运八卦	100次
揉掌小横纹	100次
揉二人上马	100次
分推膻中	200次
揉乳旁、乳根、肺俞、厥阴俞	各50次

◎特效小妙招

用吴茱萸膏贴双足涌泉（足掌心前1/3处），睡前贴上，晨起后揭掉。因小儿本有积热在内，很容易出现外邪入里化热的情况，故以吴茱萸外敷涌泉，起到引热下行的作用。

◎效果

孩子当天晚上就退热了，但仍然咳嗽、腹痛。经过4次推拿治疗后，孩子咳嗽症状明显减轻，脸色转润，腹痛消除，食欲大大增强，大便每天1次且不干。

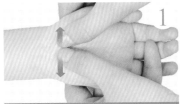

分推手阴阳

术者两手拇指指腹从孩子小天心（在掌根，大小鱼际交接之凹陷中）向两侧分推100次。

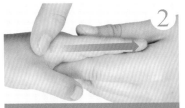

清大肠

术者右手拇指桡侧面自孩子虎口直推至食指指尖，推200次。

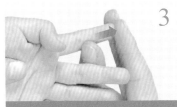

清肝经

术者拇指自孩子食指掌面末节横纹起推至指尖，推100次。

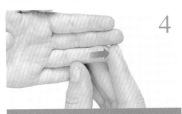

清肺经

术者右手拇指自孩子无名指掌面末节横纹起推至指尖，推300次。

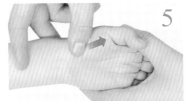

清板门

术者拇指从孩子掌根推至第1掌指关节，推300次。

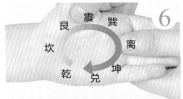

顺运八卦

术者左手持孩子左手四指，使掌心向上，同时拇指按定离卦。右手拇指自乾卦开始向坎卦运至兑卦，运100次。

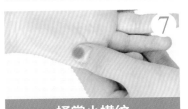

揉掌小横纹

术者拇指或食指或中指揉孩子掌面小指根下，尺侧掌纹头处，揉100次。

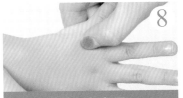

揉二人上马

术者拇指揉孩子手背无名指与小指掌骨（第4、第5掌骨）小头后陷中处，揉100次。

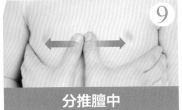

分推膻中

两手四指抚孩子两胁，两拇指同时于膻中向左右分推200次；再以食、中二指由胸骨柄向下推至膻中，推200次；最后以指腹按揉膻中。

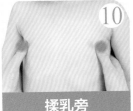

揉乳旁

两手四指抚孩子两胁，两拇指指腹揉乳头外侧旁开0.2寸处，揉50次。

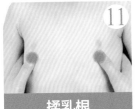

揉乳根

双手拇指指腹揉或者单手食指与中指分开同时揉两侧乳根，揉50次。

揉肺俞

两手四指抚孩子肩臂处，再以两手拇指指腹揉肺俞（第3胸椎棘突下，旁开1.5寸），揉50次。

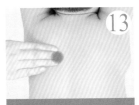

揉厥阴俞

食、中、无名三指指腹揉孩子两侧厥阴俞（背部第4胸椎棘突下，旁开1.5寸），揉50次。

扁桃体炎

清内热，利咽消肿

◎门诊案例

一个8岁女孩，最近2天有点发热，在家量体温，38.5~39.3℃。孩子头晕，嗓子疼；总是恶心想吐，还怕冷，但是没有打喷嚏、流鼻涕的症状。小便正常，大便有点干。

◎四诊辨证

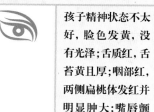 望	孩子精神状态不太好，脸色发黄，没有光泽；舌质红，舌苔黄且厚；咽部红，两侧扁桃体发红并明显肿大；嘴唇颤动，身体打寒战	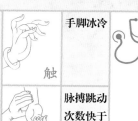 触　手脚冰冷　切　脉搏跳动次数快于正常	辅助检查　体温40.5℃，血常规检查显示白细胞明显增高，中性粒细胞百分比79.5%

◎病案分析

外有寒包，内有郁热，故而出现恶寒、高热，邪热上攻于咽喉，脉络受阻，故喉核红肿、吞咽疼痛、恶心欲吐，证属外寒内热壅咽阻喉。治疗应解表透热、利咽消肿。

◎取穴原则

清天河水、推指三关、分推手阴阳，可温阳益气、祛除外邪；揉小天心、水底捞明月，可清营凉血、安神镇静；掐揉少商可清咽利喉、散瘀结；拿风池、按肩井、揉大椎、揉风门可疏散外邪；揉肺俞、脾俞、胃俞，可益气固本，防止清热太过而攻伐正气。

◎推拿处方

分推手阴阳	300次	拿风池	50次
推指三关	500次	揉大椎	100次
掐揉少商	50次	揉风门	100次
揉小天心	200次	揉肺俞、脾俞、胃俞	各50次
水底捞明月	300遍	按肩井	50次
清天河水	100次		

◎随症加减

第2次推拿，在前面的推拿处方上再加揉扁桃体点（见80页）300次，捏挤足太阳膀胱经左右两边的肺俞、厥阴俞、膈俞、肝俞、胃俞（见56~60页），等待皮肤出现瘀紫，孩子放声大哭，体表微微出汗。通过捏挤局部穴位，可以促进局部热邪的透发，从而减轻疼痛。第3次去除捏挤各个穴位，继续治疗。

◎效果

张教授嘱咐清淡饮食，不喝冷饮。经过3次推拿治疗后，症状都消除了，遂建议按照推拿处方巩固治疗1次。

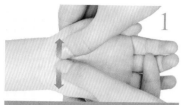

分推手阴阳

术者两手拇指指腹从孩子小天心（在掌根，大小鱼际交接之凹陷中）向两侧分推300次。

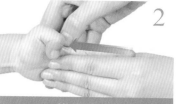

推指三关

术者左手握住孩子手，右手拇指侧面沿孩子食指掌面稍偏桡侧，从指腹推至虎口，推500次。

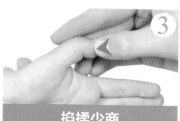

掐揉少商

术者以左手握住孩子左手，使掌面向上，固定好孩子拇指，然后用右手拇指指甲掐孩子拇指末节桡侧，距指甲角0.1寸处50次，再揉50次。

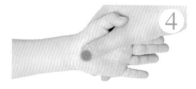

揉小天心

术者拇指指腹在孩子掌根大小鱼际交接之凹陷中揉200次。

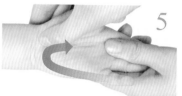

水底捞明月

术者左手持孩子四指，再以右手食指、中指固定孩子拇指，然后以拇指自孩子小指尖推至小天心处，再转入内劳宫为1遍，推300遍。

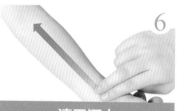

清天河水

术者食、中二指指腹沿孩子前臂内侧正中，自腕横纹起推至肘横纹，推100次。

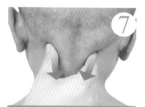

拿风池

立于孩子身后，左手四指抚孩子前额，右手拇、食二指同时相对拿孩子后发际两侧凹陷处，拿50次。

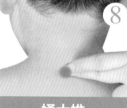

揉大椎

中指指腹揉第7颈椎棘突下凹陷中处，揉100次。

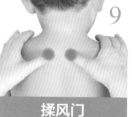

揉风门

两手四指抚孩子肩臂处，再以两手拇指指腹揉风门（背部第2胸椎棘突下，旁开1.5寸），揉100次。

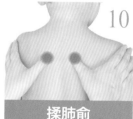

揉肺俞

两手四指抚孩子肩臂处，再以两手拇指指腹揉肺俞（背部第3胸椎棘突下，旁开1.5寸），揉50次。

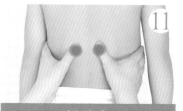

揉脾俞

两手四指抚孩子胁下，再以两手拇指指腹揉脾俞（背部第11胸椎棘突下，旁开1.5寸），揉50次。

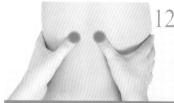

揉胃俞

两手四指抚孩子胁下，两手拇指指腹揉胃俞（背部第12胸椎棘突下，旁开1.5寸），揉50次。

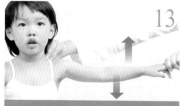

按肩井

术者右手食、中二指指按孩子肩井（在肩部缺盆上，大骨前1寸凹陷中），再以左手紧拿孩子食指及无名指，使上肢伸直并摇之，摇50次。

哮喘

扶正固本，肺脾肾同调

◎门诊案例

一位妈妈带着4岁6个月的儿子来到门诊。孩子身体素质不太好，出生两个多月就出现了哮喘症状，2岁后哮喘经常发作，并且越发严重，每年需住院七八次。孩子身体比较虚弱，每天喷"辅舒酮"2次，胃口不好，吃饭少。晚上入睡困难，汗多、多动，睡少醒多。孩子还有过敏史，沙丁鱼、粉尘、冷空气等都会诱发哮喘。父母都有哮喘史。

◎四诊辨证

望	切	辅助检查
孩子身体瘦小，头发黄朽，精神很好；脸色苍白，双眼下方有紫红色眼袋；舌质红，舌苔淡白	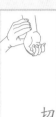 脉搏跳动速度快于正常儿童	听诊发现：双肺呼吸声粗，偶尔听到痰鸣音，没有哮鸣音

◎病案分析

因肺病反复发作，损及脾肾，出现肺虚脾弱、肾气亏虚，故影响生长发育，出现身体瘦小、易病等情况。肺虚脾弱、腠理不密、真气虚而邪气实，成为发病的主要原因，因此要固本散邪。在治疗时，先天、后天并重，健脾益气、补肾固摄，增强患儿体质，提高其免疫功能，防止哮喘反复发作。

◎取穴原则

补脾经、揉脾俞、揉气海，可扶助中气、培土生金；清补肺经，可清泻肺火、助肺气；开璇玑、揉定喘、揉风门、揉膻中、揉中府、揉云门，可理气止咳；揉气海俞、肺俞、肾俞、厥阴俞加清补肺经和补肾经，可加强肺肾两脏的正气；分推手阴阳协调阴阳气机。

◎推拿处方

分推手阴阳	200次	揉中府、云门	各100次
补脾经	600次	揉膻中	50次
清补肺经	各500次	揉气海	50次
补肾经	300次	揉定喘、风门、肺俞、厥阴俞、脾俞、	
开璇玑	50遍	肾俞、气海俞	各150次

◎随症加减

在推拿处方基础上，第2次推拿加揉小天心（见32页）50次、摩心俞（见58页）300次。

◎效果

经2个月推拿治疗后，孩子睡眠明显好转，身高由117厘米增至119厘米，体重增加。孩子已无明显哮喘症状。为了巩固疗效，张教授建议每周持续保健推拿2次。

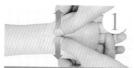

分推手阴阳

术者两手拇指指腹从孩子小天心（在掌根，大小鱼际交接之凹陷中）向两侧分推200次。

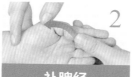

补脾经

使孩子拇指微屈，术者以右手拇指桡侧或指面沿孩子拇指桡侧自指尖推至指根，推600次。

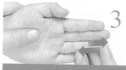

清补肺经

术者右手拇指自孩子无名指掌面末节横纹起至指尖来回推，各推500次。

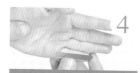

补肾经

术者右手拇指自孩子小指指根推至指尖（掌面稍偏尺侧），推300次。

开璇玑

（1）从璇玑穴（第2、第3肋骨间）处，沿胸肋自上而下，向左右两旁分推；（2）自鸠尾（在上腹部，前正中线上，当胸剑结合部下1寸）处向脐直推10余次；（3）顺时针摩腹部30~50次；（4）从肚脐推至小腹。此为1遍，做50遍。

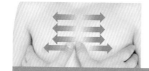

揉中府、云门

两手食、中二指揉孩子锁骨外端下凹陷中及直下1寸处，各揉100次。

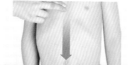

揉膻中

食、中二指揉膻中（两乳头连中点凹陷处），揉50次。

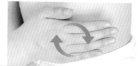

揉气海

用拇指指腹或掌根揉脐下1.5寸，揉50次。

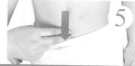

揉定喘

两手拇指揉孩子后背部第7颈椎棘突下旁开0.5寸处，揉150次。

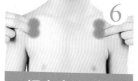

揉风门

两手四指抚孩子肩臂处，再以两手拇指指腹揉风门（背部第2胸椎棘突下，旁开1.5寸），揉150次。

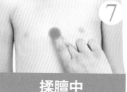

揉肺俞

两手四指抚孩子肩臂处，再以两手拇指指腹揉肺俞（第3胸椎棘突下，旁开1.5寸），揉150次。

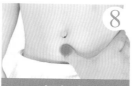

揉厥阴俞

食、中、无名三指指腹揉孩子两侧厥阴俞（背部第4胸椎棘突下，旁开1.5寸），揉150次。

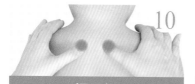

揉脾俞

两手四指抚孩子胁下，再以两手拇指指腹揉脾俞（背部第11胸椎棘突下，旁开1.5寸），揉150次。

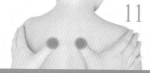

揉肾俞

两手四指抚孩子胁下，再以两手拇指指腹揉肾俞（腰部第2腰椎棘突下，旁开1.5寸），揉150次。

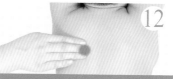

揉气海俞

两手四指抚孩子胁下，再以两手拇指指腹揉气海俞（腰部第3腰椎棘突下，旁开1.5寸），揉150次。

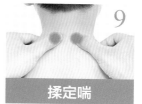
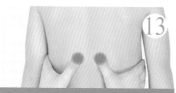
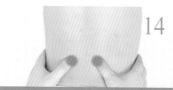
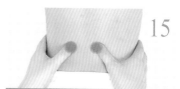

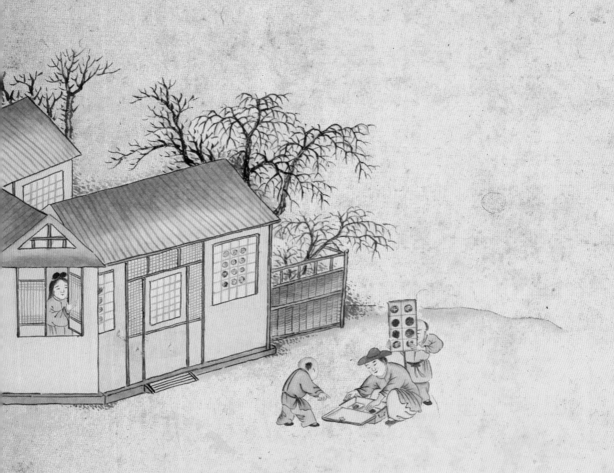

第六章

推拿护肾

孩子身体壮精神好

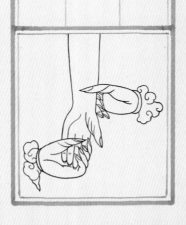

遗尿

补肾益气收效好

◎门诊案例

12岁男孩随妈妈来门诊就诊。妈妈表示，孩子从5岁到现在，每晚都要尿床1或2次，孩子说总是梦见自己在找厕所，找到就尿了，醒来才发现尿床上了。让妈妈不放心的是，有时候白天他也控制不住，天冷时更明显。平时吃饭、大便都正常，就是小便量多、质清，夜间很难叫醒，记忆力差于同龄儿童。妈妈想了很多办法，经多人推荐，打算用推拿方法改善孩子的情况。

◎四诊辨证

	孩子脸色苍白、无光泽，无精打采，声音低沉；舌质淡红，舌苔白且薄		尺脉细沉，几乎摸不到

◎病案分析

孩子自5岁开始起遗尿至今，白天亦不能控制，遇冷加重，面色苍白、无光泽，形神疲乏。证属肾气不足、下元虚寒，肾与膀胱气虚，以致膀胱失约而致小便不能自控。脾主藏营舍意，脾虚则睡梦多不易叫醒，记忆力差；脾虚土无以制水，故而小便量多。

◎取穴原则

体质虚，无法固摄小便，故遗尿。虚则补之，故健脾补肾在此处重用，补脾经、补肾经以温元阳、固小便；揉肾俞、揉二人上马以壮先天、后天之本，增强肾气；分推手阴阳、顺运八卦以调畅气血，使阴阳平衡；百会为诸阳之会，揉之可以升阳固托，提升膀胱气化之功能；捣小天心可以醒神志，使患儿易于叫醒；灸关元以温助元阳。诸法合用，确有殊效。

◎推拿处方

分推手阴阳（阳重）	500次
补脾经	1000次
补肾经	1000次
顺运八卦	500次
捣小天心	81次
揉二人上马	800次
揉肾俞	200次
揉百会	500次

◎特效小妙招

艾灸关元（脐下3寸处）：令孩子仰卧，将点着的艾条置于穴位上方2~3厘米处，顺时针小幅度旋转，速度要缓慢，灸10~15分钟即可，每天1次，灸5天停2天。

◎效果

经过6次治疗后，孩子遗尿次数明显减少，脸色转润，精神变活泼。经过12次治疗后，所有症状消失，孩子精神焕发，像变了一个人。

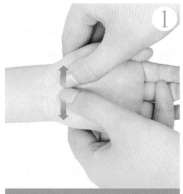

分推手阴阳

术者两手拇指指腹从孩子小天心（在掌根，大小鱼际交接之凹陷中）向两侧分推500次。阳池穴给予更多刺激。

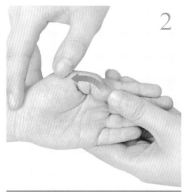

补脾经

使孩子拇指微屈，术者以右手拇指桡侧或指面沿孩子拇指桡侧自指尖推至指根，推1000次。

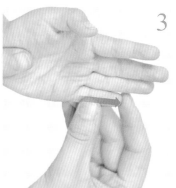

补肾经

术者右手拇指自孩子小指指根推至指尖（掌面稍偏尺侧），推1000次。

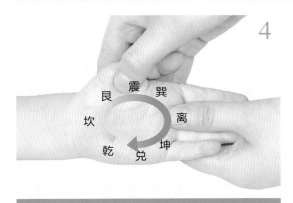

顺运八卦

术者左手持孩子左手四指，使掌心向上，同时拇指按定离卦。右手拇指自乾卦开始向坎卦运至兑卦，运500次。

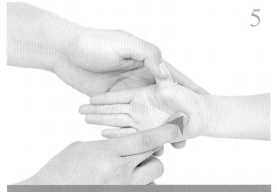

捣小天心

术者食指压于中指指端背面，用中指指端捣小天心，捣81次。

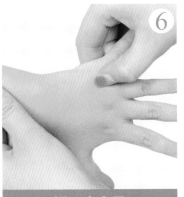

揉二人上马

术者拇指揉孩子手背无名指与小指掌骨（第4、第5掌骨）小头后陷中处，掐揉800次。

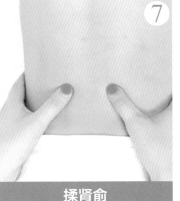

揉肾俞

两手四指抚孩子胁下，再以两手拇指指腹揉肾俞（腰部第2腰椎棘突下，旁开1.5寸），揉200次。

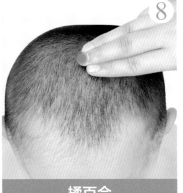

揉百会

右手拇指指腹或食、中、无名三指揉头顶正中线与两耳尖连线交点处，揉500次。

尿频

补足中气，固摄下元

◎ **门诊案例**

3岁女孩毛毛跟妈妈一起来门诊。妈妈表示，毛毛这半年，小便出现了特别的情况，尿多还尿床。一开始尿比较清，一会儿就白了，跟淘米水一样，有的时候还有白色的小颗粒。一般睡午觉的时候尿床1次，晚上尿床2次，量多、臊臭。平时胃口也不好，还经常积食。

◎ **四诊辨证**

 望	孩子脸色苍白，唇周青，精神不振；咽部红，扁桃体Ⅰ度肿大；舌体肥大，舌苔白且厚；指纹淡紫滞	 触	腹软不胀

◎ **病案分析**

孩子平时脾胃虚弱，湿浊内蕴。日久中气不足，脾虚下陷，精微下泄而致小便浑浊，发为遗尿、尿频。

◎ **取穴原则**

治宜补虚泻实，应以清小肠，清补脾经，补肾经，按揉肺俞、厥阴俞、心俞，"开鬼门，洁净府，去菀陈莝"，达到利湿清热、荡涤通络的作用；以摩气海、关元，按揉脾俞、肾俞，培补中气、固摄下元；以分推手阴阳调和阴阳，配伍捣小天心，可散瘀结、醒神志，增强通调全身经络的作用。

◎ **推拿处方**

分推手阴阳	200次
清补脾经	500次
补肾经	300次
清小肠	300次
捣小天心	300次
摩气海、关元	各500次
按揉肺俞、厥阴俞、心俞、脾俞、肾俞	各200次

◎ **随症加减**

连续推拿治疗1周，孩子白天小便次数减少，晚上还是会遗尿，叫不醒，吃饭比以前香，食量增多。在推拿处方基础上加掐揉四横纹（见68页）30次、补肾经500次继续治疗。由于孩子脾胃功能较弱，恐其因近期饮食量增加而引起积食，故加掐揉四横纹以散结通腑；加补肾经500次，以顾护正气。

◎ **效果**

在调整推拿处方后，经过7次推拿治疗，孩子尿频、尿床症状明显缓解。经过20余次的推拿治疗后，孩子小便频率有所降低，尿液清，晚上偶尔会遗尿。脸色红润，胃口明显改善。

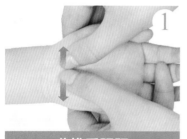

分推手阴阳

术者两手拇指指腹从孩子小天心（在掌根，大小鱼际交接之凹陷中）向两侧分推200次。

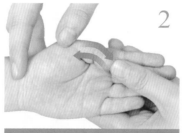

清补脾经

使孩子拇指微屈，术者以右手拇指桡侧或指面，沿孩子拇指桡侧自指尖至指根来回推，推500次。

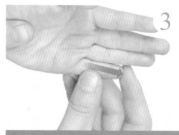

补肾经

术者右手拇指自孩子小指指根推至指尖（掌面稍偏尺侧），推300次。

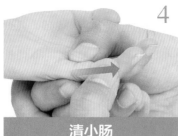

清小肠

术者左手拇指自孩子小指尺侧边缘由指根推至指尖，推 300次。

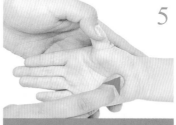

捣小天心

术者食指压于中指指端背面，用中指指端捣小天心，捣300次。

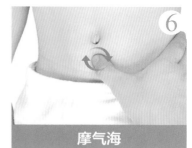

摩气海

用拇指或中指或掌摩气海（脐下1.5寸），摩500次。

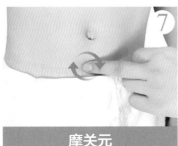

摩关元

令孩子仰卧，用中指指腹或用掌摩关元（脐下3寸，肚脐下缘和耻骨上缘连线的中点），摩500次。

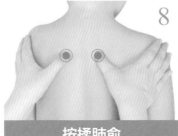

按揉肺俞

两手四指抚孩子肩臂处，再以两手拇指指腹按揉肺俞（背部第3胸椎棘突下，旁开1.5寸），按揉200次。

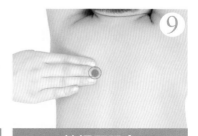

按揉厥阴俞

食、中、无名三指指腹按揉孩子两侧厥阴俞（背部第4胸椎棘突下，旁开1.5寸），按揉200次。

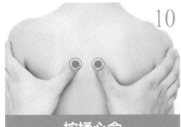

按揉心俞

两手四指抚孩子胁下，两手拇指指腹按揉心俞（背部第5胸椎棘突下，旁开1.5寸），按揉200次。

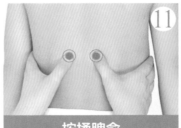

按揉脾俞

两手四指抚孩子胁下，再以两手拇指指腹按揉脾俞（背部第11胸椎棘突下，旁开1.5寸），按揉200次。

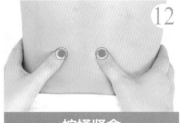

按揉肾俞

两手四指抚孩子胁下，再以两手拇指指腹按揉肾俞（腰部第2腰椎棘突下，旁开1.5寸），按揉200次。

◎门诊案例

妈妈带3个月的健健来门诊就诊。妈妈详细讲述了孩子的情况：健健早产24天；一出生即有黄疸，在医院接受蓝光治疗。出院回家后，健健经常受惊、哭闹，还有腹胀、呕吐，胃口差，下肢肌力紧张。经各大医院检查，医生诊断为生长发育迟缓。健健体重、身高均不足，吃得不多，每次只喝80毫升配方奶，每天大便1~3次，小便次数多、量大。一晚上会醒2或3次，认人，要妈妈抱才能入睡，一放下就醒。家长想通过推拿帮助孩子强身健体。

◎四诊辨证

望	孩子营养不良，易激惹，脸白没有光泽；舌质淡，舌苔白；指纹淡红	辅助检查	双上肢肌张力略高，左手握力较右手差，双膝反射亢进，双下肢扶立时脚夹着力，双髋臀部下沉，"巴宾斯基征"未出现
触	前囟门1.5厘米×2厘米，前缝宽，未闭合		

◎病案分析

发育滞后在中医属五软或五硬的范畴。多因先天肾精不足，后天脾胃失养，肾精得不到后天精气的充养，肝不藏血、筋脉失养，出现发育滞后。应温阳壮肾、健脾助运，促进生长发育。

◎取穴原则

以补脾经、补肾经为主穴，调理先天、后天之精气；清胃经、按揉足三里、揉二人上马增强胃气、补肾滋阴，兼顾先天、后天之本；掐十宣、捻十指、揉小天心、摇肘肘，可通调经络、益气活血；按揉阳陵泉，可柔筋和血，起到缓解肌肉紧张的作用。

◎推拿处方

清胃经	200次
补脾经	600次
补肾经	600次
掐十宣	各30次
捻十指	各10遍
揉小天心	200次
揉二人上马	500次
摇肘肘	10次
按揉阳陵泉、足三里	各300次

30次为1个疗程，每天1次，疗程间休息5天。

◎效果

1个月后复诊，孩子吃得比以前多了，睡眠安稳，能卧床入睡，头向后仰的症状已经明显减轻，左上肢握力增强，双手主动拿物意识增进。孩子共经过6个月的连续推拿治疗，睡眠安稳，饮食良好，大运动发展正常，身高、体重达标。孩子读初三时回访显示，学习成绩优异，身高180厘米，任体育委员。

生长发育迟缓

早干预促生长

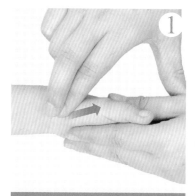

清胃经

术者拇指或食指自孩子掌根推至拇指根，推200次。

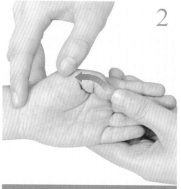

补脾经

使孩子拇指微屈，术者以右手拇指桡侧或指面沿孩子拇指桡侧自指尖推至指根，推600次。

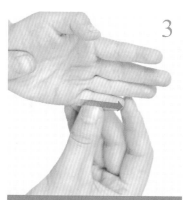

补肾经

术者右手拇指自孩子小指指根推至指尖（掌面稍偏尺侧），推600次。

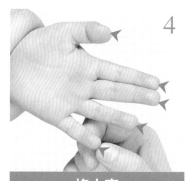

掐十宣

术者右手拇指甲逐一掐孩子10个手指尖（靠近指甲处），各掐30次。

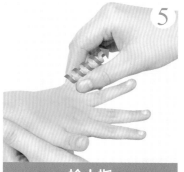

捻十指

术者拇指指腹与食指相对，捻揉孩子10个手指，紧捻慢走，各捻10遍。

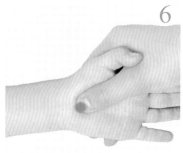

揉小天心

术者拇指指腹在孩子掌根大小鱼际交接之凹陷中，揉200次。

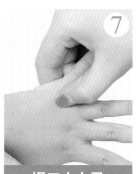

揉二人上马

术者拇指揉孩子手背无名指与小指掌骨（第4、第5掌骨）小头后陷中处，揉500次。

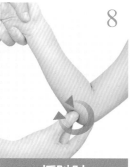

摇肘肘

术者先用右手拇、食、中三指托住孩子右手肘肘，再以左手拇、食二指插入孩子虎口，同时用中指按定天门（乾卦），然后屈孩子手左右摇之，摇10次。

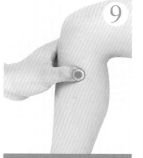

按揉阳陵泉

拇指指腹按揉小腿外侧，腓骨头前下方凹陷中，按揉300次。

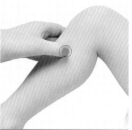

按揉足三里

拇指指腹按揉足三里（膝盖外侧凹陷下3寸，胫骨外侧约1横指处），按揉300次。

注意力不集中

交通心肾，开窍宁神

◎门诊案例

一位妈妈领着6岁半的儿子来门诊。一年多来，孩子上课注意力不集中，小动作多，眼睛不看黑板和老师，智力、行为都落后于同龄儿童。妈妈说，孩子4岁时，爸爸出国工作，孩子思念父亲，每晚睡前一定会问爸爸什么时候回来，连续问了3个多月。当时妈妈没能及时与孩子沟通，从此以后孩子性情渐渐改变。爸爸回国后，孩子症状减轻，再出国后又变得烦躁不安，经常答非所问，不肯午睡。目前孩子胃口好，大便偏干，小便发黄，晚上睡不安稳。

◎四诊辨证

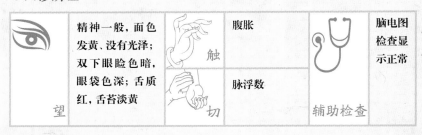

望	精神一般，面色发黄、没有光泽；双下眼睑色暗，眼袋色深；舌质红，舌苔淡黄	触	腹胀	辅助检查	脑电图检查显示正常
		切	脉浮数		

◎病案分析

案例中的孩子智力正常，由于思念父亲产生抑郁情绪，加之母亲不知如何疏导，因此气结于内，见情绪不稳、冲动任性。阴阳不相接续，思虑不安、心窍不开，出现神不守舍、注意力不集中、反应迟钝。治宜交通心肾、水火相济。

◎取穴原则

用分推手阴阳来平衡阴阳；用揉心经来调思虑、安神志、开心窍、泻无根之火；用摩百会升阳益智；用补肾经、揉二人上马来滋水涵木，疏导抑郁的情绪；用清板门、清大肠畅通中焦，使气机上下交通；合以揉小天心安神助眠，促进孩子对外界刺激的反应。

◎推拿处方

分推手阴阳	100次	清板门	500次
清大肠	100次	揉小天心	49次
揉心经	300次	揉二人上马	50次
补肾经	600次	摩百会	100次

◎特效小妙招

孩子与父亲长期分离，因思念而产生抑郁情绪，神不守舍，分散了精力，家长要积极引导孩子，多和孩子说话、沟通，增强孩子的语言表达能力，让孩子逐渐打开话匣，主动接受治疗，就能顺利治愈病症。

◎效果

连续推拿治疗半个多月，孩子情绪明显好转，脸色转润，眼袋颜色变浅，小便清，睡觉安稳。对喜欢的话题能够主动描述，与大人交流明显增多，沟通能力也增强了。中午能午睡，食欲增强。经过40多次推拿治疗后，所有症状消失，学习成绩提高，说话有序，行为正常。

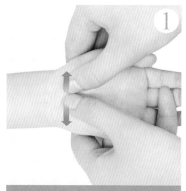

1 分推手阴阳

术者两手拇指指腹从孩子小天心（在掌根，大小鱼际交接之凹陷中）向两侧分推100次。

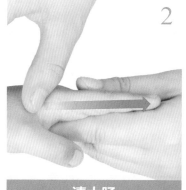

2 清大肠

术者右手拇指桡侧面自孩子虎口直推至食指指尖，推100次。

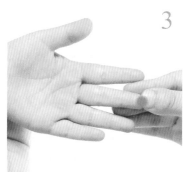

3 揉心经

术者右手拇指揉孩子中指掌面末节，揉300次。

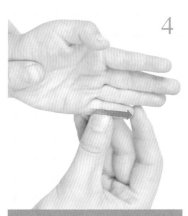

4 补肾经

术者右手拇指自孩子小指指根推至指尖（掌面稍偏尺侧），推600次。

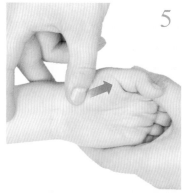

5 清板门

术者拇指从孩子掌根推至第1掌指关节，推500次。

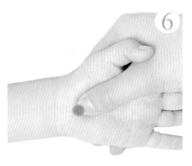

6 揉小天心

术者拇指指腹在孩子掌根大小鱼际交接之凹陷中揉49次。

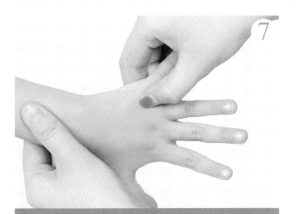

7 揉二人上马

术者拇指揉孩子手背无名指与小指掌骨（第4、第5掌骨）小头后陷中处，揉50次。

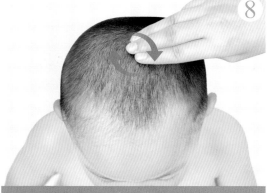

8 摩百会

右手拇指指腹或食、中、无名三指摩头顶正中线与两耳尖连线交点处，摩100次。

小儿抽动症

扶土抑木，滋阴潜阳

◎门诊案例

媛媛是一个9岁女孩，双眼会不由自主地眨闭、挤弄，左眼症状较轻，右眼则特别明显。这种情况持续3年多了，具体原因一直搞不清楚。经多方求医问诊，吃了不少中西药，都没有什么明显的效果。孩子性格比较内向，学习成绩比较好，有自理能力，其他状况都正常。孩子睡觉也没有什么问题，睡着时挤眼动作会消失。

◎四诊辨证

望	孩子脸色发黄没有光泽，精神不振，双眼无神；舌质红，舌苔淡白；右眼不断挤眼（每分钟约40次，其中有6次用力挤），双眼结膜不充血	切	脉弦细	闻	口内无异常气味

◎病案分析

媛媛性格内向，问话时羞涩扭捏，躲躲闪闪，其父也是话语极少，问诊时陈述的信息量不多。中医认为目与肝相关，"诸风掉眩，皆属于肝"，各种原因致肝风内动，产生本病，故肝风内动为本例目病的根源。

◎取穴原则

补肾经、清肝经可滋肾阴、平肝阳，以达水涵肝木的目的；补脾经、揉肝俞，用补母强子之法达到扶土抑木之功效，补脾经还可以行气运脾、化解痰湿，使肝气顺畅，利用五行相生相克，使肝阴阳协调、肝风自止；揉厥阴俞、心俞可养心安神、调畅情绪；按揉攒竹、鱼腰、丝竹空、睛明、四白以疏通局部经络，放松眼部肌肉，缓解抽动症状。

◎推拿处方

补脾经·············· 1000次	按揉攒竹、鱼腰、丝竹空、睛明、四白 ······
清肝经·············· 500次	·············· 各100次
补肾经·············· 1000次	12次为1个疗程，每天1次。
揉厥阴俞、心俞、肝俞·········· 各500次	

◎随症加减

为巩固疗效，在推拿处方基础上加按揉百会（见44页）300次、推四神聪（百会穴前后左右各旁开1寸处）300次，可提升安神镇静的功效。

◎效果

经12次推拿治疗后，孩子左眼已看不出挤眨，右眼挤眨次数明显减少，脸色转润，进门能主动打招呼。爸爸表示，推拿治疗结束后，孩子觉得全身舒坦。共经过18次治疗，症状全部消失，孩子心情开朗。

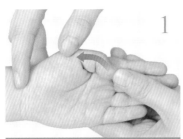

1 补脾经

使孩子拇指微屈，术者以右手拇指桡侧或指面沿孩子拇指桡侧自指尖推至指根，推1000次。

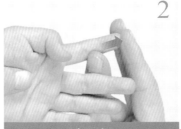

2 清肝经

术者拇指自孩子食指掌面末节横纹起推至指尖，推500次。

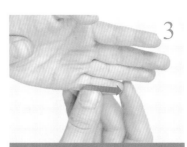

3 补肾经

术者右手拇指自孩子小指指根推至指尖（掌面稍偏尺侧），推1000次。

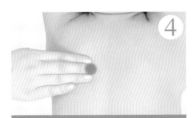

4 揉厥阴俞

食、中、无名三指指腹揉孩子两侧厥阴俞（背部第4胸椎棘突下，旁开1.5寸），揉500次。

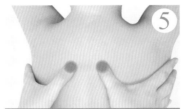

5 揉心俞

两手四指抚孩子胁下，两手拇指指腹揉心俞（背部第5胸椎棘突下，旁开1.5寸），揉500次。

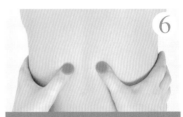

6 揉肝俞

两手四指抚胁下，两手拇指指腹揉肝俞（背部第9胸椎棘突下，旁开1.5寸），揉500次。

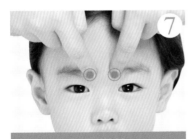

7 按揉攒竹

拇指或食指按揉眉头凹陷中眶上切迹处，按揉100次。

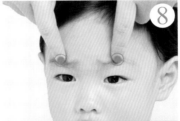

8 按揉鱼腰

拇指或食指按揉瞳孔直上眉毛中点，按揉100次。

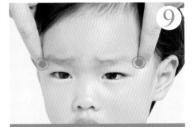

9 按揉丝竹空

拇指或食指按揉眉梢凹陷处，按揉100次。

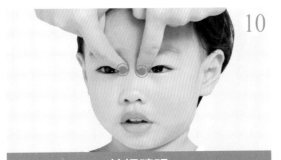

10 按揉睛明

拇指或食指按揉目内眦内侧凹陷处，按揉100次。

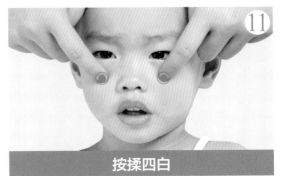

11 按揉四白

拇指或食指按揉瞳孔正下方眶下孔凹陷处，按揉100次。

佝偻病

健脾益气，补肾壮骨

◎ **门诊案例**

4岁女孩小鱼随父母来门诊就诊。家长描述，近半年来小鱼长得特别快，身高已经远远超过同龄孩子，平时出汗多，晚上睡觉不安稳，食欲不振，走路摇摆不稳。仔细检查后发现，小鱼双腿弯曲，两膝不能并拢，家长说这个情况已经持续两个多月了。之前带孩子去医院检查，西医诊断为"佝偻病"，连续吃了1个月的维生素D，又每月注射维生素D$_3$，连用3次，出汗、睡眠都有所改善，但是下肢症状还是没有改善。

◎ **四诊辨证**

望	闻	其他
孩子精神一般，面色苍白、无光泽；舌质淡，舌苔发白且薄；指纹淡红；头颅方大；双膝内翻畸形，双小腿呈O形	口腔没有特殊气味	音小声低，呼吸正常

◎ **病案分析**

孩子属于脾虚气弱、心血不足。虚则补之，治宜补脾益气、养血凝神、补肾壮骨。

◎ **取穴原则**

补脾经、捏脊，旨在健运中焦、化生气血；分推手阴阳、掐揉心经、顺运八卦，可调畅气血、通经活络、平衡阴阳；按揉肾俞、阳陵泉、足三里，补肾经，可疏通下肢气血、畅通经络、提高肌肉力量。

◎ **推拿处方**

分推手阴阳 ……………………………………………… 500次
补脾经 ………………………………………………… 1000次
掐揉心经 ……………………………………………… 100次
补肾经 ………………………………………………… 300次
顺运八卦 ……………………………………………… 500次
按揉阳陵泉、足三里、肾俞 …………………………… 各100次
捏脊 …………………………………………………… 100遍
20次为1个疗程，每疗程间歇1周。张教授教家长用左手扶住孩子小腿内侧，右手用揉法、推法、扳法，沿孩子小腿外侧，从膝关节往下至脚踝，进行反复操作200次，每天做2遍。

◎ **效果**

经过1周推拿治疗后，孩子出汗明显减少，食欲增进。一共经过3个月的推拿治疗，孩子O形腿状况消失，行走正常，体质明显增强。

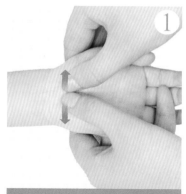

① 分推手阴阳

术者两手拇指指腹从孩子小天心（在掌根，大小鱼际交接之凹陷中）向两侧分推500次。

② 补脾经

使孩子拇指微屈，术者以右手拇指桡侧或指面沿孩子拇指桡侧自指尖推至指根，推1000次。

③ 掐揉心经

术者右手拇指掐揉孩子中指掌面末节，掐揉100次。

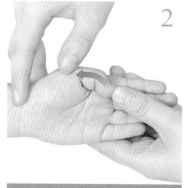

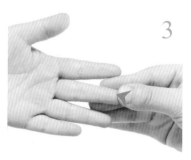

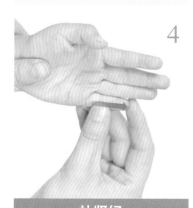

④ 补肾经

术者右手拇指自孩子小指指根推至指尖（掌面稍偏尺侧），推300次。

⑤ 顺运八卦

术者左手持孩子左手四指，使掌心向上，同时拇指按定离卦。右手拇指自乾卦开始向坎卦运至兑卦，运500次。

⑥ 按揉阳陵泉

拇指指腹按揉小腿外侧，腓骨头前下方凹陷中，按揉100次。

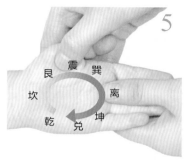

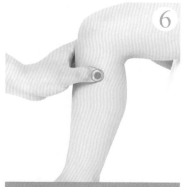

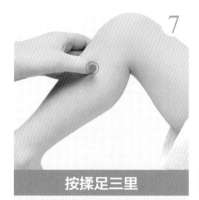

⑦ 按揉足三里

拇指指腹按揉足三里（膝盖外侧凹陷下3寸，胫骨外侧约1横指处），按揉100次。

⑧ 按揉肾俞

两手四指抚孩子胁下，再以两手拇指指腹按揉肾俞（腰部第2腰椎棘突下，旁开1.5寸），按揉100次。

⑨ 捏脊

两手拇指指置于脊柱两侧，从长强向上推进至大椎，边推边以食指、中指捏拿起脊旁皮肤，捏脊100遍。

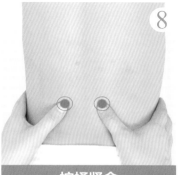

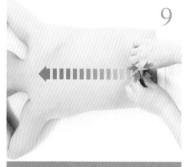

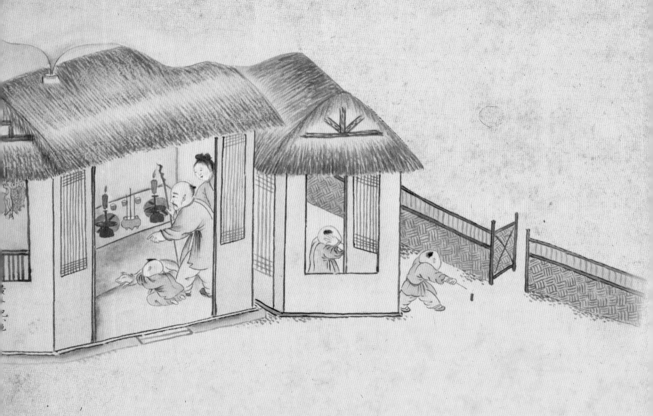

第七章

五官保健

小儿推拿效果佳

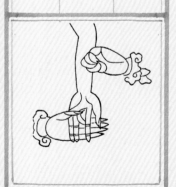

腺样体肥大

益气固表，调和营卫

◎**门诊案例**

7岁男孩随妈妈来门诊就诊，孩子最近4个月打鼾、鼻塞，躺着睡觉时容易憋气。妈妈放心不下带着孩子去医院检查，确诊为"腺样体肥大"，医生建议手术治疗。妈妈觉得孩子还小不想手术，便改口服"鼻渊舒"和敷中药进行治疗，症状有所改善。但最近一周因为感冒，孩子鼻塞、打鼾加重，躺着睡觉又出现了憋气的情况，还容易醒。孩子白天容易困乏，胃口随之变差。

◎**四诊辨证**

望	精神不振，脸色发黄；咽部红；鼻中有白色、黏稠鼻涕，通气不畅；舌质红，舌苔黄且薄	　切	脉搏跳动明显	触	两侧颧髎穴（颧骨下缘凹陷处）压痛明显

◎**病案分析**

腺样体最初发病，正是由于感受寒凉，正气虚，而致邪气入侵于鼻，着而不去，导致鼻部的经脉气血不畅，形成痰核，瘀阻气机，而出现鼻塞、打鼾。因此，预防腺样体肥大的发病，需从扶助正气入手，在反复感冒、鼻塞流涕时应增强免疫力，未病先防，治法为益气固表、调和营卫。

◎**取穴原则**

补脾经、顺运八卦、揉脾俞、揉胃俞，可扶助正气、益气生血；揉外劳宫、风门、肺俞和清肺经，可益肺固表、宣通肺气；开天门、推坎宫、揉耳后高骨、揉鼻通、揉颧髎、拿风池及揉鼻咽点，可疏风通窍、活血通络；按肩井，可通调全身经络。

◎**推拿处方**

补脾经	300次	拿风池	50次
清肺经	300次	揉风门、肺俞、脾俞、胃俞	各50次
顺运八卦	100次	开天门、推坎宫、揉耳后高骨	各30次
揉鼻咽点	300次	揉颧髎、鼻通	各50次
揉外劳宫	300次	按肩井	5次

◎**随症加减**

肺脾气虚者可揉大椎（见56页）、足三里（见78页），以温阳固表。急性发作期可重推清肺经、掐揉少商（见69页）、揉一窝风（见76页）、黄蜂入洞（见38页），以助解表散寒。

◎**效果**

经过3次推拿后，孩子鼻子通气、不打鼾，能平卧，晚上能睡安稳了。经过6次推拿后，孩子精神好，脸上有光泽，胃口变好，没有鼻涕，大小便正常。张教授嘱咐其每周保健推拿2次。

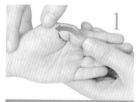

补脾经

使孩子拇指微屈，术者以右手拇指桡侧或指面沿孩子拇指桡侧自指尖推至指根，推300次。

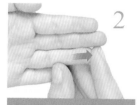

清肺经

术者右手拇指自孩子无名指掌面末节横纹起推至指尖，推300次。

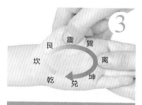

顺运八卦

术者左手持孩子左手四指，使掌心向上，同时拇指按定离卦。右手拇指自乾卦开始向坎卦运至兑卦，运100次。

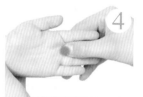

揉鼻咽点

术者用拇指指腹轻揉孩子鼻咽点（第3掌指关节横纹中点），揉300次。

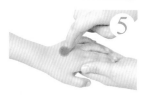

揉外劳宫

术者中指指端揉孩子手背中指与无名指掌骨中间，揉300次。

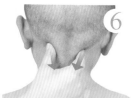

拿风池

立于孩子身后，左手四指抚孩子前额，右手拇、食二指同时相对拿孩子后发际两侧凹陷处，拿50次。

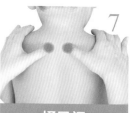

揉风门

两手四指抚孩子肩臂处，再以两手拇指指腹揉风门（背部第2胸椎棘突下，旁开1.5寸），揉50次。

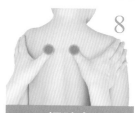

揉肺俞

两手四指抚孩子肩臂处，再以两手拇指指腹揉肺俞（背部第3胸椎棘突下，旁开1.5寸），揉50次。

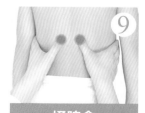

揉脾俞

两手四指抚孩子胁下，再以两手拇指指腹揉脾俞（背部第11胸椎棘突下，旁开1.5寸），按揉50次。

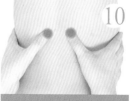

揉胃俞

两手四指抚孩子胁下，两手拇指指腹揉胃俞（背部第12胸椎棘突下，旁开1.5寸），揉50次。

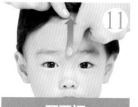

开天门

两手拇指自孩子眉心向额上交替直推至发际，推30次。

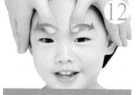

推坎宫

两手拇指自孩子眉心分推至眉梢，推30次。

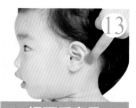

揉耳后高骨

中指指腹揉孩子耳后乳突后缘高骨下凹陷处，揉30次。

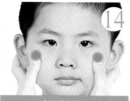

揉颧髎

两手拇指揉孩子目外眦直下，颧骨下缘凹陷处，揉50次。

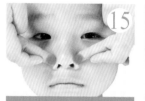

揉鼻通

两手中指揉孩子鼻孔两侧鼻唇沟上，揉50次。

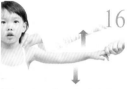

按肩井

术者右手食、中二指指按按孩子肩井（在肩部缺盆上，大骨前1寸凹陷中），再以左手紧拿孩子食指及无名指，使上肢伸直并摇之，摇5次。

近视

补益心血，濡养肝气

◎门诊案例

6岁男孩冬冬由妈妈带来就诊。妈妈近期发现孩子视力下降，左眼视力0.8，右眼视力0.6。在医院眼科做眼底检查，眼底镜显示其视神经纤维变性，视乳头灰白色，其他状态无改变。当时医生给开了中药，未做其他特殊治疗，妈妈给孩子吃中药特别困难，决定尝试推拿治疗。

◎四诊辨证

望	孩子脸色白面无光，精神尚可；舌质淡红，舌苔少；眼皮、眼球表面无异常，眼底苍白	切	脉细且缓慢

◎病案分析

《诸病源候论·目茫茫候》认为，视物不明、模糊不清的原因是"凡目病，若肝气不足，兼胸膈风痰劳热，则目不能远视，视物则茫茫漠漠也。若心气虚，亦令目茫茫……"案例中的孩子面色㿠白、舌淡红、舌苔少，明显的心脾两虚、气血不足症状，故而出现视物模糊不清、视力下降。

◎取穴原则

"虚则补其母"，在中医疗法中运用较多，此处以补脾经、补肾经、揉二人上马起补益心血和濡养肝气的作用；分推手阴阳、顺运八卦调达气血、助脾胃之运化，以养眼润目；配以拿风池，开天门，揉睛明、攒竹、承泣、球后，疏通眼部经络，达通络、活血、明目的功效。

◎推拿处方

分推手阴阳 ··· 300次
补脾经 ··· 300次
补肾经 ··· 300次
顺运八卦 ··· 300次
揉二人上马 ··· 200次
拿风池 ··· 30次
开天门 ··· 100次
揉攒竹、睛明、承泣、球后 ·· 各100次
12次为1个疗程。

◎效果

经过6次推拿治疗后，孩子反映看东西比以前清楚，复查时检眼镜可见眼底转红润，视神经纤维及视乳头颜色变为淡红。一共推拿治疗20次，孩子视力恢复到左眼1.5，右眼1.2。

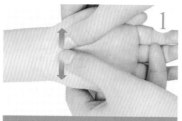

分推手阴阳

术者两手拇指指腹从孩子小天心（在掌根，大小鱼际交接之凹陷中）向两侧推300次。

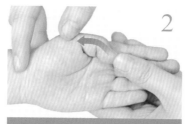

补脾经

使孩子拇指微屈，术者以右手拇指桡侧或指面沿孩子拇指桡侧自指尖推至指根，推300次。

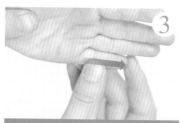

补肾经

术者右手拇指自孩子小指指根推至指尖（掌面稍偏尺侧），推300次。

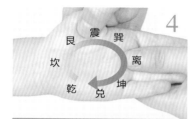

顺运八卦

术者左手持孩子左手四指，使掌心向上，同时拇指按定离卦。右手拇指自乾卦开始向坎卦运至兑卦，运300次。

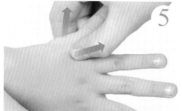

揉二人上马

术者拇指揉孩子手背无名指与小指掌骨小头后陷中处，揉200次。

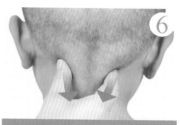

拿风池

立于孩子身后，左手四指抚孩子前额，右手拇、食二指同时相对拿孩子后发际两侧凹陷处，拿30次。

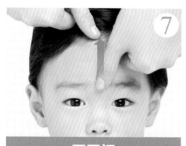

开天门

两手拇指自孩子眉心向额上交替直推至发际，推100次。

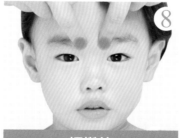

揉攒竹

拇指或食指按揉眉头凹陷中眼眶上切迹处，按揉100次。

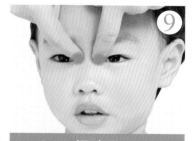

揉睛明

拇指或食指按揉目内眦内侧凹陷处，按揉100次。

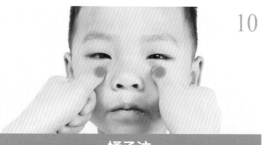

揉承泣

两手拇指揉瞳孔正下方眼球与眼眶下缘之间，揉100次。

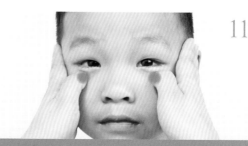

揉球后

两手拇指揉眼眶下缘的外1/4与内3/4交界处，揉100次。

弱视斜视

养血柔肝，舒筋通络

◎门诊案例

近半年来，4岁男孩崧崧看东西时头总是偏向右边，而且容易疲劳。家长带他去检查颈椎，结果显示正常，颈部肌肉没有明显肿块。后来又去眼科做散瞳检查，发现其右眼视力下降。医生建议用眼部遮挡法，并配眼镜纠正屈光不正，但因孩子小不能配合，所以换推拿试试。

◎四诊辨证

望		切	辅助检查
	孩子精神活泼，面色正常，注意力集中时双眼向内斜视；舌苔少，舌质红；指纹红	脉细数	眼科视力检测：左眼视力1.5，右眼视力0.3

◎病案分析

弱视在中医里被认定为先天禀赋不足，后天脾失健运，导致精气气化之力不能上承，肝气虚、肝血不足，难以濡养双目，目失濡养，则神光越发无能，因而视力低下。

◎取穴原则

治疗时以分推手阴阳、捣小天心调畅气血运行；补脾经健脾胃、升气血；以揉二人上马、清肝经补益肝肾；以按揉攒竹、睛明、鱼腰、丝竹空、四白，拿风池，抹眼眶舒经通络。

◎推拿处方

分推手阴阳 ⋯⋯⋯⋯⋯⋯⋯⋯⋯⋯⋯⋯⋯⋯⋯⋯⋯⋯⋯⋯⋯⋯⋯⋯⋯ 300次
补脾经 ⋯⋯⋯⋯⋯⋯⋯⋯⋯⋯⋯⋯⋯⋯⋯⋯⋯⋯⋯⋯⋯⋯⋯⋯⋯⋯⋯ 300次
清肝经 ⋯⋯⋯⋯⋯⋯⋯⋯⋯⋯⋯⋯⋯⋯⋯⋯⋯⋯⋯⋯⋯⋯⋯⋯⋯⋯⋯ 200次
捣小天心 ⋯⋯⋯⋯⋯⋯⋯⋯⋯⋯⋯⋯⋯⋯⋯⋯⋯⋯⋯⋯⋯⋯⋯⋯⋯⋯ 300次
揉二人上马 ⋯⋯⋯⋯⋯⋯⋯⋯⋯⋯⋯⋯⋯⋯⋯⋯⋯⋯⋯⋯⋯⋯⋯⋯⋯ 300次
拿风池 ⋯⋯⋯⋯⋯⋯⋯⋯⋯⋯⋯⋯⋯⋯⋯⋯⋯⋯⋯⋯⋯⋯⋯⋯⋯⋯⋯ 50次
按揉攒竹、鱼腰、丝竹空 ⋯⋯⋯⋯⋯⋯⋯⋯⋯⋯⋯⋯⋯⋯⋯⋯⋯⋯ 各100次
抹眼眶 ⋯⋯⋯⋯⋯⋯⋯⋯⋯⋯⋯⋯⋯⋯⋯⋯⋯⋯⋯⋯⋯⋯⋯⋯⋯⋯⋯ 24遍
按揉睛明、四白 ⋯⋯⋯⋯⋯⋯⋯⋯⋯⋯⋯⋯⋯⋯⋯⋯⋯⋯⋯⋯⋯⋯ 各100次
每天1次，每周5次，12次为1个疗程。

◎效果

经过17次推拿治疗后，孩子右眼斜视明显减轻，只有在看较亮的物体时，右眼有轻度内斜，弱视问题也有所改善。

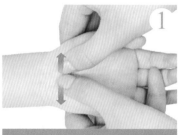

分推手阴阳

术者两手拇指指腹从孩子小天心（在掌根，大小鱼际交接之凹陷中）向两侧分推300次。

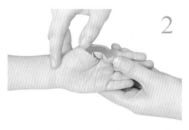

补脾经

使孩子拇指微屈，术者以右手拇指桡侧或指面沿孩子拇指桡侧自指尖推至指根，推300次。

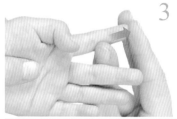

清肝经

术者拇指自孩子食指掌面末节横纹起推至指尖，推200次。

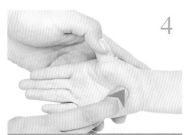

捣小天心

术者食指压于中指指端背面，用中指指端捣小天心，捣300次。

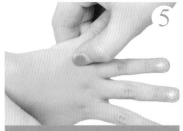

揉二人上马

术者拇指揉孩子手背无名指与小指掌骨（第4、第5掌骨）小头后陷中处，揉300次。

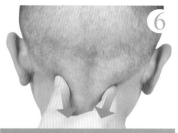

拿风池

立于孩子身后，左手四指抚孩子前额，右手拇、食二指同时相对拿孩子后发际两侧凹陷处，拿50次。

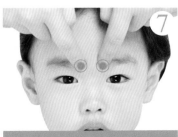

按揉攒竹

拇指或食指按揉眉头凹陷中眶上切迹处，按揉100次。

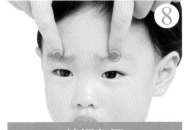

按揉鱼腰

拇指或食指按揉瞳孔正上方眉毛中点，按揉100次。

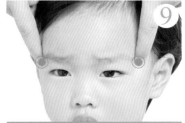

按揉丝竹空

拇指或食指按揉眉梢凹陷处，按揉100次。

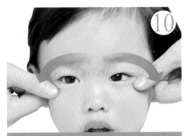

抹眼眶

两手拇指从孩子眉心沿眉毛揉向眉尾，揉抹24遍。

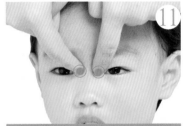

按揉睛明

拇指或食指按揉目内眦内侧凹陷处，按揉100次。

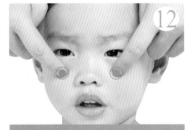

按揉四白

拇指或食指按揉瞳孔正下方眶下孔凹陷处，按揉100次。

中耳炎

利肝开窍，引热下行

◎ **门诊案例**

最近10天，4岁的洋洋右侧耳部一直疼痛，咳嗽、打哈欠时疼痛剧烈。妈妈带她去医院五官科检查，发现右耳鼓膜充血，诊断为中耳炎。医生开了头孢类药物，孩子服用后症状减轻，不过咳嗽、打哈欠时右耳还是会痛。洋洋胃口差、吃饭少、大便干、小便发黄，晚上睡得不安稳，要求进行小儿推拿治疗。

◎ **四诊辨证**

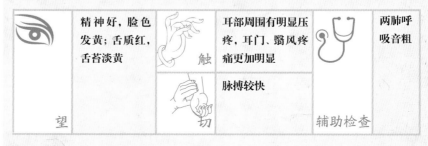

望	精神好，脸色发黄；舌质红，舌苔淡黄	触	耳部周围有明显压疼，耳门、翳风疼痛更加明显	辅助检查	两肺呼吸音粗
		切	脉搏较快		

◎ **病案分析**

面部五官部位相互连通，鼻腔、耳道、口腔都相互关联，因此上呼吸道炎症容易累及相邻器官。洋洋先是风热咳嗽，后合并耳膜充血，巧用平肝、宣肺、清热、养阴的方法可治愈中耳炎。

◎ **取穴原则**

以清天河水、清大肠、清肝经、清肺经疏风清热、消炎；分推手阴阳、揉小天心可平衡阴阳，提高身体免疫力；推涌泉可引热下行；以揉听宫、听会、翳风、外耳轮加强局部气血通畅，恢复健康。

◎ **推拿处方**

分推手阴阳	200次
清大肠	500次
清肝经	500次
清肺经	500次
揉小天心	100次
清天河水	300次
推涌泉	100次
揉听宫、听会、翳风、外耳轮	各100次

◎ **效果**

首次推拿后，孩子右耳疼痛明显减轻，但仍咳嗽，咳时右耳有痛感。推拿治疗2次后，右耳疼痛基本消失，咳嗽明显减轻，胃口好转。经过5次推拿治疗后，孩子咳嗽消失，右耳不痛，大便通畅，小便正常，睡眠好。

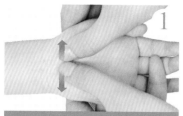

分推手阴阳

术者两手拇指指腹从孩子小天心（在掌根，大小鱼际交接之凹陷中）向两侧分推200次。

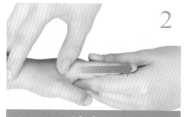

清大肠

术者右手拇指桡侧面自孩子虎口直推至食指指尖，推500次。

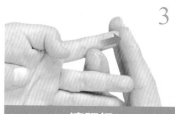

清肝经

术者拇指自孩子食指掌面末节横纹起推至指尖，推500次。

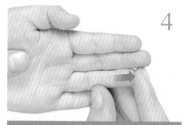

清肺经

术者右手拇指自孩子无名指掌面末节横纹起推至指尖，推500次。

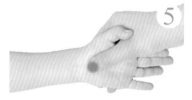

揉小天心

术者拇指指腹在孩子掌根大小鱼际交接之凹陷中揉100次。

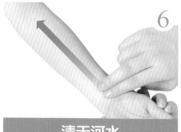

清天河水

术者食、中二指指腹沿孩子前臂内侧正中，自腕横纹起推至肘横纹，推300次。

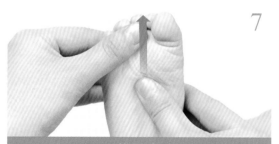

推涌泉

两拇指指腹轮流自孩子足掌心前1/3处推向足尖，推100次。

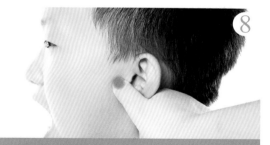

揉听宫

用拇指揉孩子耳屏正中与下颌骨髁突之间的凹陷中，揉100次。

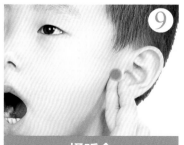

揉听会

用中指揉孩子耳屏间切迹的前方，下颌骨髁突的后缘，张口有凹陷处，揉100次。

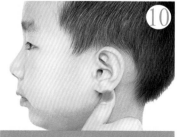

揉翳风

用拇指揉孩子耳垂后方乳突与下颌骨之间凹陷处，揉100次。

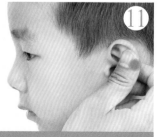

揉外耳轮

拇指和食指相对，从耳尖起沿着耳朵的外侧边缘一直揉到耳垂下端，揉100次。

过敏性鼻炎

健脾通肺，散瘀通窍

◎门诊案例

6岁女孩小米随妈妈来门诊就诊。妈妈表述，孩子平时爱吃辣，三年多来反复出现鼻塞、打喷嚏，鼻涕清稀等情况，偶尔会流浊涕，被诊断为过敏性鼻炎。曾口服抗过敏药物及玉屏风散、鼻渊通窍颗粒等中成药，均未达到理想治疗效果。天气变化时，鼻炎就会复发，而且较长时间不能恢复。

◎四诊辨证

望	孩子脸色发黄、憔悴，疲乏不爱说话；有时会打喷嚏，流清涕，出现鼻塞时，总用手揉鼻子，轻咳无痰，中鼻甲局部鼻黏膜苍白、水肿隆起；舌质淡红，舌苔发白且薄	触	双侧颈部可触摸到花生米大的淋巴结，推之能活动，没有触痛

◎病案分析

过敏性鼻炎是小儿常见鼻病之一，易于诊断，但病情缠绵反复。发病多因禀质特异、脏腑虚损。故治疗宜健脾益气、温肺散寒，标本兼治。又由于正气虚，疾病缠绵，血脉瘀阻，故加以局部手法治疗，以起到活血行气、散瘀通窍的作用。

◎取穴原则

分推手阴阳可和阴阳、调气血；揉外劳宫、补脾经、补肺经、揉膻中、揉肺俞、揉脾俞、揉足三里可健脾益肺、温阳固表；顺运八卦、顺摩脐可调理中焦气机；侧推宝瓶、黄蜂入洞可宣肺通窍。

◎推拿处方

分推手阴阳	300次
补脾经	500次
补肺经	500次
顺运八卦	300次
揉外劳宫	500次
揉足三里	300次
揉膻中	300次
顺摩脐	300次
揉肺俞、脾俞	各300次
侧推宝瓶	300次
黄蜂入洞	50次

◎效果

连续推拿5次后，孩子打喷嚏症状减轻，鼻塞仍较为明显，尤其是在晚上。调治1月后，孩子鼻部症状基本消失，脸色转润，精神饱满。经随防，半年未再发病。

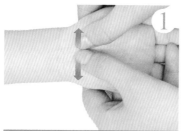

1 分推手阴阳

术者两手拇指指腹从孩子小天心（在掌根，大小鱼际交接之凹陷中）向两侧分推300次。

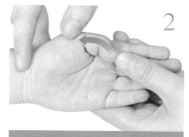

2 补脾经

使孩子拇指微屈，术者以右手拇指桡侧或指面沿孩子拇指桡侧自指尖推至指根，推500次。

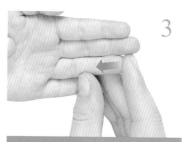

3 补肺经

术者右手拇指自孩子无名指指尖推至掌面末节横纹处，推500次。

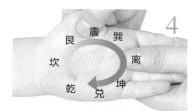

4 顺运八卦

震 巽
艮　　离
坎
乾 兑 坤

术者左手持孩子左手四指，使掌心向上，同时拇指按定离卦。右手拇指自乾卦开始向坎卦运至兑卦，运300次。

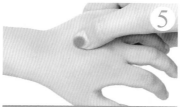

5 揉外劳宫

术者拇指指端揉孩子手背中指与无名指掌骨中间，揉500次。

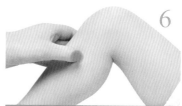

6 揉足三里

拇指指腹揉足三里（膝盖外侧凹陷下3寸，胫骨外侧约1横指处），揉300次。

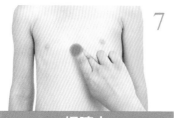

7 揉膻中

食、中二指揉膻中（两乳头连线中点凹陷处），揉300次。

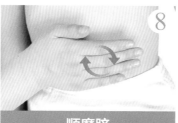

8 顺摩脐

用手掌顺时针摩孩子肚脐300次。

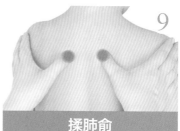

9 揉肺俞

两手四指抚孩子肩臂处，再以两手拇指指腹揉肺俞（背部第3胸椎棘突下，旁开1.5寸），揉300次。

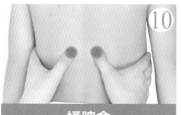

10 揉脾俞

两手四指抚孩子胁下，再以两手拇指指腹揉脾俞（背部第11胸椎棘突下，旁开1.5寸），揉300次。

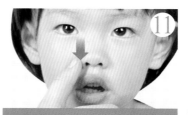

11 侧推宝瓶

拇指侧从孩子鼻梁骨小突起的地方往鼻子两侧下推300次。

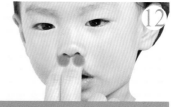

12 黄蜂入洞

右手食、中二指指腹在孩子两鼻孔下方上下揉动，揉50次。

急性结膜炎

退热消肿，通腑泻浊

◎ **门诊案例**

5岁男孩帅帅随父母来门诊就诊。家长表述其2天前开始双眼发红，眨眼频繁。孩子自述有异物感，早起眼眵多，糊住眼睛，总有眼泪，口气臭，大便干燥。妈妈说孩子这几天易激惹。

◎ **四诊辨证**

	孩子烦躁不安；双眼睑中度发肿，眼白充血明显，角膜附有黏液脓性分泌物，频繁流泪；舌质红，舌苔发黄且厚腻		脉数

◎ **病案分析**

孩子素有内热，故治疗上应兼顾里热。由于是在眼周施术且此时眼部有明显炎症，故操作四大手法时动作应轻柔缓和，如此方可促进气血运行、代谢炎症。如若施术不当，则可令患儿产生不适感，有可能加重炎症。

◎ **取穴原则**

揉风门、清肺经、清肝经、清天河水，可清热明目、退热消肿；清胃经、掐揉四横纹，可通腑泻浊，攻下逐瘀以清里热；补脾经可促进气血运行，以提升免疫力，消除炎症；操作四大手法，可促进局部气血运行，减轻炎症。

◎ **推拿处方**

清胃经	300次
补脾经	300次
清肝经	500次
清肺经	300次
掐揉四横纹	各20次
清天河水	500次
揉风门	300次
四大手法（开天门、推坎宫、运太阳、揉耳后高骨）	各30次

◎ **效果**

推拿次日就诊，妈妈表示早上起床时孩子眼眵明显减少，痒痛感也大大缓解，前一晚大便1次，量大，味道特别臭。再次检查发现，孩子舌苔明显转薄，情绪好转，脉搏跳动趋于正常。一共推拿治疗3次，孩子眼部症状基本消退。

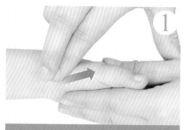

清胃经

术者拇指或食指自孩子掌根推至拇指根，推300次。

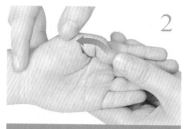

补脾经

使孩子拇指微屈，术者以右手拇指桡侧或指面沿孩子拇指桡侧自指尖推至指根，推300次。

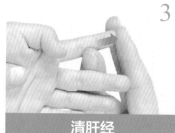

清肝经

术者拇指自孩子食指掌面末节横纹起推至指尖，推500次。

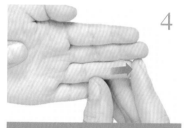

清肺经

术者右手拇指自孩子无名指掌面末节横纹起推至指尖，推300次。

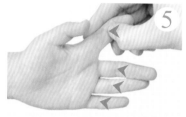

掐揉四横纹

术者拇指指甲依次掐孩子食、中、无名、小指第1指间关节横纹，继而揉之。掐20次，揉20次。

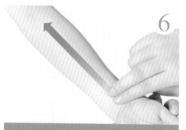

清天河水

术者食、中二指指腹沿孩子前臂内侧正中，自腕横纹起推至肘横纹，推500次。

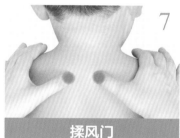

揉风门

两手四指抚孩子肩臂处，再以两手拇指指腹揉风门（背部第2胸椎棘突下，旁开1.5寸），揉300次。

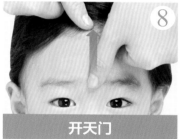

开天门

两手拇指自孩子眉心向额上交替直推至发际，推30次。

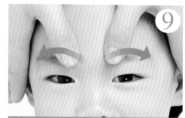

推坎宫

两手拇指自孩子眉心分推至眉梢，推30次。

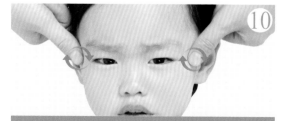

运太阳

两手托扶孩子头部，两拇指运孩子两眉后凹陷处，运30次。

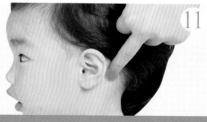

揉耳后高骨

中指指腹揉孩子耳后乳突后缘高骨下凹陷处，揉30次。

麦粒肿

清瘀祛热，疏散风邪

◎**门诊案例**

一位妈妈带着2岁6个月的女儿前来就诊。1个月前孩子右下眼睑就出现了红肿结节，去医院看，医生诊断为"睑腺炎肿"，涂了红霉素眼药膏4天后好转，但停药后复发。之后双眼上下眼睑交替反复出现麦粒肿。孩子最近容易烦躁、哭闹，睡得也不安稳。家长随后又带孩子去省中医院就诊，医嘱口服中药治疗1周，但孩子不肯喝中药，经人介绍，来小儿推拿门诊调理。

◎**四诊辨证**

望		切		触	
	面红，烦躁；舌质红，舌苔薄黄；右眼下眼睑内侧有0.5厘米×0.5厘米红肿结节		关脉数		腹胀，手脚心热

◎**病案分析**

此病小儿多发。患者多素体固有积热，外感风邪，客于胞睑化热，风热壅阻于胞睑皮肤肌腠之间，灼烁津液，变生疮疡，发为本病。此患儿虽反复发病月余，但其正气不虚，反郁热较重，故治疗应以祛邪为主。

◎**取穴原则**

清肝经、清胃经、清天河水、揉肝俞可退脏腑之热；按弦走搓摩可宽胸理气、除积聚；掐揉四横纹可清散中上焦之郁热，配伍揉大椎、抚脊既可清退里热，又能疏散风热之表邪；推涌泉可引火下行。

◎**推拿处方**

清胃经	300次
清肝经	300次
掐揉四横纹	各30次
清天河水	300次
推涌泉	100次
按弦走搓摩	50次
揉大椎	100次
揉肝俞	300次
抚脊	50次

◎**特效小妙招**

在家中用野菊花泡水，热敷双眼，以清肝明目。

◎**效果**

连续治疗3次后，孩子情绪有所好转，大便每天1次，质不干，舌色转淡，舌苔色转白，右眼麦粒肿明显缩小。继续巩固治疗3次后康复，麦粒肿完全消失。后电话回访患儿情况，此症半年没有复发。

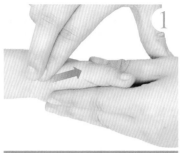

清胃经

术者拇指或食指自孩子掌根推至拇指根，推300次。

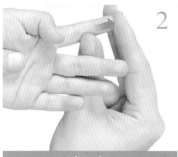

清肝经

术者拇指自孩子食指掌面末节横纹起推至指尖，推300次。

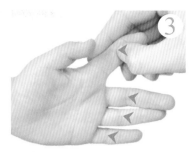

掐揉四横纹

术者拇指指甲依次掐孩子食、中、无名、小指第1指间关节横纹，继而揉之。掐30次，揉30次。

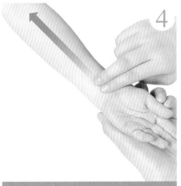

清天河水

术者食、中二指指腹沿孩子前臂内侧正中，自腕横纹起推至肘横纹，推300次。

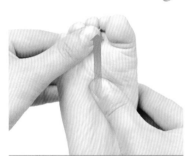

推涌泉

两拇指指腹轮流自孩子足掌心前1/3处推向足尖，推100次。

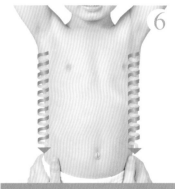

按弦走搓摩

令孩子仰卧，双手举过头顶，术者双掌从孩子两腋下搓摩至肚角（脐下2寸，旁开2寸两大筋）处，搓摩50次。

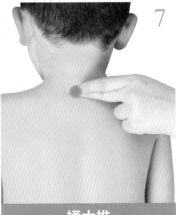

揉大椎

中指指腹揉第7颈椎棘突下凹陷处，揉100次。

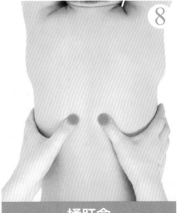

揉肝俞

两手四指抚胁下，两手拇指指腹揉肝俞（背部第9胸椎棘突下，旁开1.5寸），揉300次。

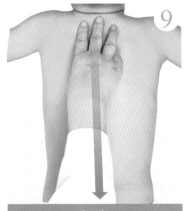

抚脊

将右手中指放在孩子督脉上，食指及无名指放于中指两侧膀胱经，从大椎起推至腰俞，推50次。

鼻出血

培土生金，凉血止血

◎门诊案例

6岁6个月男孩跳跳随家长来就诊。家长说孩子经常鼻出血，这样的情况已经持续5年多了，最近半个月还加重了。妈妈说到秋冬季出血会比较频繁，最近半个月每天出血1或2次，量少，一般发生在早晨，有时候是睡觉时出血。孩子打小饭量就小，需要家长喂，偏食严重，喜欢吃肉，蔬菜、面食吃得少；大便秘结不太顺畅，有时2天1次，质不干，量正常；睡眠好。

◎四诊辨证

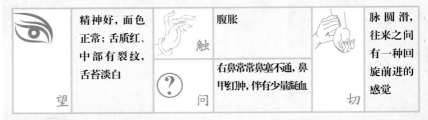

望	精神好，面色正常；舌质红、中部有裂纹，舌苔淡白	触	腹胀	切	脉圆滑，往来之间有一种回旋前进的感觉
		问	右鼻常常鼻塞不通，鼻甲红肿，伴有少量凝血		

◎病案分析

本案脾土失健不能上输于肺，肺无津则燥，故导致鼻出血较频。从健脾入手，调理患儿体质，增强饮食，促进脾胃吸收功能，从而改善患儿饮食量及阴虚火旺的体质，滋阴降火、凉血止血。

◎取穴原则

应以补脾经为主，以掐揉四横纹、顺运八卦、顺摩腹为辅，使脾气健运；清大肠、退六腑调理肠道，退脏腑之热；以捏脊并重点刺激背部厥阴俞、膈俞、肝俞、脾俞，加强化生新血、助阳通络的作用；以分推手阴阳平衡阴阳、调和气血；掐揉右端正既有止呕逆的功效，也可引气下行而止衄。

◎推拿处方

分推手阴阳	100次	退六腑	200次
补脾经	500次	顺摩腹	300次
清大肠	200次	捏脊	7遍
掐揉四横纹	100次	重提厥阴俞、膈俞、肝俞、脾俞	
掐揉右端正	50次		各2次
顺运八卦	200次		

◎随症加减

在第5次治疗时，跳跳食欲尚可，出现腹胀、鼻塞等症状。在原本的推拿处方上加揉迎香（见46页）100次，可通鼻窍；分推腹阴阳（见82页）300次、按弦走搓摩（见38页）100次，可顺气除满、理气助运。

◎效果

按摩次日早上6点，孩子两鼻孔出血量不多，按照上面的推拿处方继续治疗。经过6次推拿治疗后，孩子胃口变好，鼻出血症状未再出现。

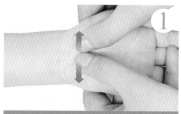

分推手阴阳

术者两手拇指指腹从孩子小天心（在掌根，大小鱼际交接之凹陷中）向两侧分推100次。

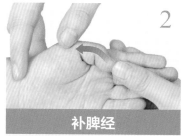

补脾经

使孩子拇指微屈，术者以右手拇指桡侧或指面沿孩子拇指桡侧自指尖推至指根，推500次。

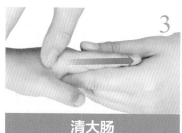

清大肠

术者右手拇指桡侧面自孩子虎口直推至食指指尖，推200次。

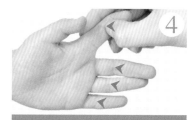

掐揉四横纹

术者拇指指甲依次掐孩子食、中、无名、小指第1间关节横纹，继而揉之，掐揉100次。

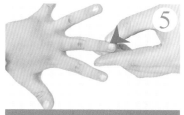

掐揉右端正

术者拇指掐揉孩子中指指甲根尺侧0.1寸处，掐揉50次。

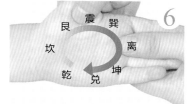

震　巽
艮　　　离
坎　　　坤
乾　兑

顺运八卦

术者左手持孩子左手四指，使掌心向上，同时拇指按定离卦。右手拇指自乾卦开始向坎卦运至兑卦，运200次。

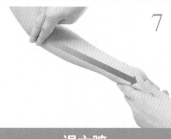

退六腑

术者食、中二指指腹自孩子前臂尺侧肘关节推至掌根，推200次。

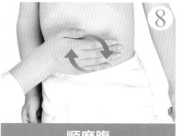

顺摩腹

用手掌顺时针摩孩子腹部，摩300次。

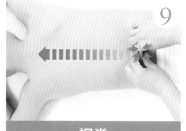

捏脊

两手拇指置于脊柱两侧，从长强向上推进至大椎，边推边以食指、中指捏拿起脊旁皮肤，捏脊7遍。

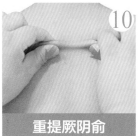

重提厥阴俞

两手拇、食、中三指相对用力向上提拉厥阴俞（背部第4胸椎棘突下，旁开1.5寸），重提2次。

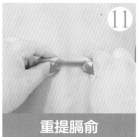

重提膈俞

两手拇、食、中三指相对用力向上提拉膈俞（背部第7胸椎棘突下，旁开1.5寸），重提2次。

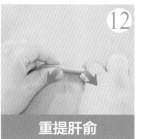

重提肝俞

两手拇、食、中三指相对用力向上提拉肝俞（背部第9胸椎棘突下，旁开1.5寸），重提2次。

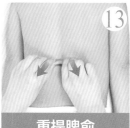

重提脾俞

两手拇、食、中三指相对用力向上提拉脾俞（背部第11胸椎棘突下，旁开1.5寸），重提2次。

口疮

通腑泄热，引火下行

◎门诊案例

2岁男孩随妈妈来就诊，妈妈叙述孩子生口疮已2天。2天前孩子发热，热退后不肯吃饭，哭闹，张嘴就喊疼痛，有口臭，张嘴时看到下唇有两处绿豆样大小的溃疡。孩子2天没有大便，屁多且臭，小便发黄，胃口差，睡眠尚可。

◎四诊辨证

望	孩子精神一般，脸色略黄；舌质红，舌苔发白且厚腻，舌尖及舌下有小米粒样的红点；下牙龈充血，咽部红并有两处绿豆样大小的溃疡	闻	嘴里有异味	辅助检查	体温36.5℃，血常规检查显示正常

◎病案分析

《诸病源候论》中说："手少阴，心之经也，心气通于舌；足太阴，脾之经也，脾气通于口。脏腑热盛，热乘于心脾，气冲于口与舌，故令口舌生疮也。"案例中的男孩平时喜肉食，家长总是想方设法满足他，食肉多以致内火偏盛，积于心脾，先发热，循经上扰，熏灼口舌，产生口疮，故应以通腑泄热、调畅气机为主要治疗原则。

◎取穴原则

以退六腑、清补脾经、清板门、推下七节骨为主，开通脏腑之秘结，顺一身之气；以顺运八卦、顺摩腹通畅气机；以清肺经、掐心经祛上焦之火邪；以按揉肺俞、厥阴俞、心俞、脾俞、胃俞、大肠俞调和诸脏腑。

◎推拿处方

清补脾经	500次
掐心经	100次
清肺经	300次
清板门	300次
顺运八卦	500次
退六腑	500次
顺摩腹	300次
按揉肺俞、厥阴俞、心俞、脾俞、胃俞、大肠俞	各50次
推下七节骨	300次

◎效果

次日复诊，孩子口痛明显减轻，情绪安好。大便1次，通畅但偏干硬，味臭。又经4次推拿治疗，孩子口疮带来的疼痛消除，口气正常，大便通畅。

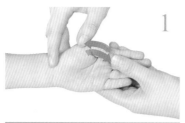

1 清补脾经

使孩子拇指微屈，术者以右手拇指桡侧或指面，沿孩子拇指桡侧自指尖至指根来回推，推500次。

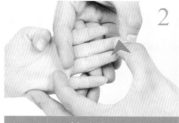

2 掐心经

术者右手拇指自孩子中指掌面末节横纹起掐向指尖，掐100次。

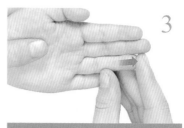

3 清肺经

术者右手拇指自孩子无名指掌面末节横纹起推至指尖，推300次。

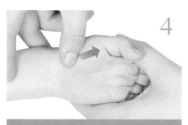

4 清板门

术者拇指从孩子掌根推至第1掌指关节，推300次。

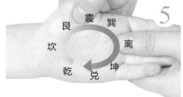

5 顺运八卦

术者左手持孩子左手四指，使掌心向上，同时拇指按定离卦。右手拇指自乾卦开始向坎卦运至兑卦，运500次。

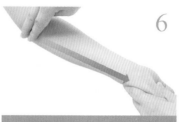

6 退六腑

术者食、中二指指腹自孩子前臂尺侧肘关节推至掌根，推500次。

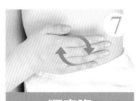

7 顺摩腹

用手掌顺时针摩孩子腹部，摩300次。

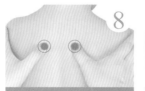

8 按揉肺俞

两手四指抚孩子肩臂处，再以两手拇指指腹按揉肺俞（背部第3胸椎棘突下，旁开1.5寸），按揉50次。

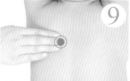

9 按揉厥阴俞

食、中、无名三指指腹按揉孩子两侧厥阴俞（背部第4胸椎棘突下，旁开1.5寸），按揉50次。

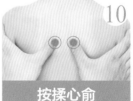

10 按揉心俞

两手四指抚孩子胁下，两手拇指指腹按揉心俞（背部第5胸椎棘突下，旁开1.5寸），按揉50次。

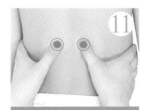

11 按揉脾俞

两手四指抚孩子胁下，再以两手拇指指腹按揉脾俞（背部第11胸椎棘突下，旁开1.5寸），按揉50次。

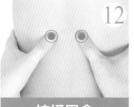

12 按揉胃俞

两手四指抚孩子胁下，两手拇指指腹按揉胃俞（背部第12胸椎棘突下，旁开1.5寸），按揉50次。

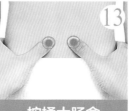

13 按揉大肠俞

两手四指抚孩子胁下，再以两手拇指指腹按揉大肠俞（腰部第4腰椎棘突下，旁开1.5寸），按揉50次。

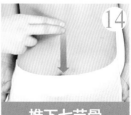

14 推下七节骨

食、中二指指腹自上而下直推孩子七节骨（第4腰椎至尾椎骨端成一直线），推300次。

鹅口疮

清心火，除内热

◎门诊案例

5个月大的潇潇随家长来门诊就诊。前一段时间孩子吃奶时哭闹不止，仔细观察后发现，口腔内黏膜和舌面出现多处白屑，周围有红晕。孩子是纯母乳喂养，吃奶时，拒绝饮乳，还经常将乳头吐出，且烦躁不安。孩子晚上睡觉多次哭闹，伴随出汗，大便稍干，小便发黄。

◎四诊辨证

望	孩子精神一般，易哭闹，面红；舌质红，舌苔发白且厚；指纹发紫	触	腹胀

◎病案分析

心脾积热，上蒸口舌，肌膜受损，则见到口舌白屑堆积、周边红肿。患儿多因母体热盛，饮食母乳时，乳食化热，蕴积心脾，热毒循经上至口腔，熏灼口舌，故出现鹅口疮病症。治疗时应以清心热、通腑气，助脾胃运化为主要治疗手段。

◎取穴原则

以清胃经、清大肠、揉板门、顺运八卦、顺摩腹和胃消导，以除内热之源；以清天河水、清心经、清小肠、清脾经、抚脊清热安神；以按弦走搓摩顺畅气机，增强通腑泄热的作用。

◎推拿处方

清胃经	200次
清脾经	200次
清大肠	200次
清心经	200次
清小肠	200次
揉板门	300次
顺运八卦	300次
清天河水	200次
顺摩腹	300次
抚脊	30次
按弦走搓摩	60次

◎效果

次日复诊，孩子哭闹减少，睡眠明显好转，排便2次，第一次较稠、味臭，第二次偏稀。继续用上面处方的推拿治疗。推拿治疗5次后，孩子口中白屑逐步减少，饮食明显好转。后转为每周治疗3次，3周后孩子基本痊愈。

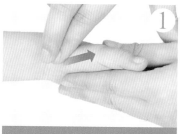

清胃经

术者拇指或食指自孩子掌根推至拇指根，推200次。

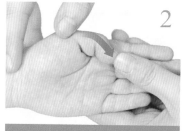

清脾经

使孩子拇指微屈，术者以右手拇指桡侧或指面沿孩子拇指桡侧自指根推向指尖，推200次。

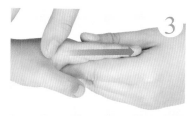

清大肠

术者右手拇指桡侧面自孩子虎口直推至食指指尖，推200次。

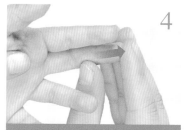

清心经

术者右手拇指自孩子中指掌面末节横纹起推向指尖，推200次。

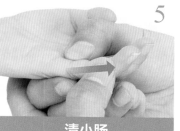

清小肠

术者左手拇指自孩子小指尺侧边缘由指根推至指尖，推200次。

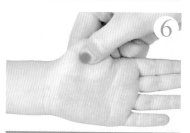

揉板门

术者拇指或食指在孩子大鱼际平面的中点上做揉法，揉300次。

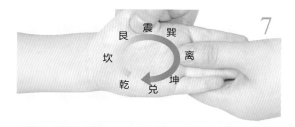

顺运八卦

术者左手持孩子左手四指，使掌心向上，同时拇指按定离卦。右手拇指自乾卦开始向坎卦运至兑卦，运300次。

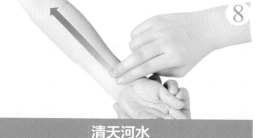

清天河水

术者食、中二指指腹沿孩子前臂内侧正中，自腕横纹起推至肘横纹，推200次。

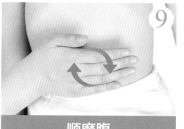

顺摩腹

用手掌顺时针摩孩子腹部，摩300次。

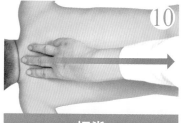

抚脊

将右手中指放在督脉上，食指及无名指放于中指两侧膀胱经，从大椎起推至腰俞，推30次。

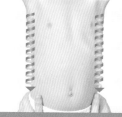

按弦走搓摩

令孩子仰卧，双手举过头顶，术者双掌从孩子两腋下搓摩至肚角（脐下2寸，旁开2寸两大筋）处，搓摩60次。

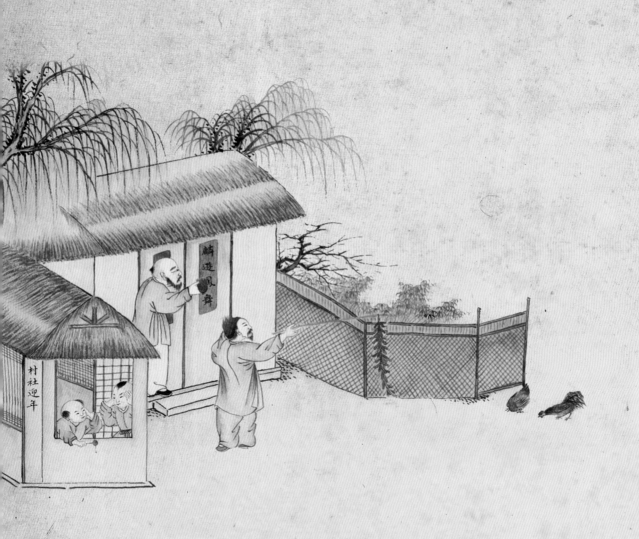

◎ 第八章 ◎

其他常见疾病推拿方

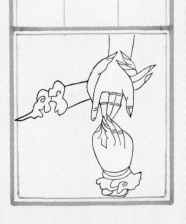

◎门诊案例

最近2个月，4岁的阳阳总会在晚上睡觉时啼哭。孩子每晚又哭又叫，声音尖锐，大概1小时1次，每次哭5~6分钟。孩子甚至会突然坐起来，摇头晃动身体，还会出汗、说梦话，四肢发凉，意识不清，掐人中、涌泉等穴后才能缓解。妈妈说孩子是因为受到惊吓，带孩子试过多种治疗方法，没有明显改善。孩子哭闹过后没有太多记忆，白天行为正常，容易急躁，喜欢发脾气，胃口好，大小便正常。

◎四诊辨证

望	孩子精神尚可，面色黄而暗沉无光；舌质红，舌苔发黄且腻厚	触	腹胀	切	脉浮洪
		闻	口臭		

◎病案分析

孩子因受惊，夜啼近2个月，每晚都会有睡眠不安、惊叫呓语等现象出现。神明为心所主，小儿心气稚弱，易患此症，故以凝心安神为主要治疗原则。

◎取穴原则

以分推手阴阳、揉小天心、掐心经，调阴阳、清心火，调理神志，而患儿夜间病重，故宜抑阴，因此分推手阴阳宜阴重阳轻；患儿白天性情烦躁，病在肝，故宜清肝经，使其气血疏通；清板门以清降中焦郁热，补肾经以平衡阴阳，配合顺运八卦安神定惊；摩百会，掐揉精宁、威灵及猿猴摘果，均可安神镇静；按揉心俞、膈俞、肝俞、肾俞可调和诸脏腑，以期恢复其职。

◎推拿处方

分推手阴阳	200次	揉小天心	300次
清肝经	300次	掐揉精宁、威灵	各100次
掐心经	100次	按揉心俞、膈俞、肝俞、肾俞	
补肾经	100次		各50次
清板门	500次	摩百会	100次
顺运八卦	100次	猿猴摘果	50次

◎随症加减

连续推拿4次后，将上面推拿处方里的清板门改为补脾经（见64页）300次，继续治疗。因小儿脏腑娇嫩，不耐攻伐，故不可过多清泻，改补脾经旨在健运中焦以复胃气，增强气血之生化。

◎效果

经过4次推拿治疗，孩子连续3天睡眠安稳，精神好转，脸色开始转润。有时白天会发脾气，但不影响晚上睡眠，口臭消除，舌苔淡黄。一共经过10次推拿治疗，孩子病情稳定，可以正常上幼儿园了。

夜啼

安神镇惊，调和脏腑

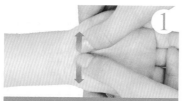

分推手阴阳

术者两手拇指指腹从孩子小天心（在掌根，大小鱼际交接之凹陷中）向两侧分推200次，宜阴重阳轻。

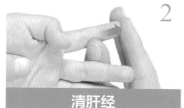

清肝经

术者拇指自孩子食指掌面末节横纹起推至指尖，推300次。

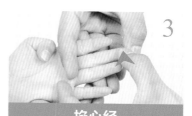

掐心经

术者右手拇指自孩子中指掌面末节横纹起掐向指尖，掐100次。

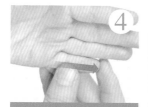

补肾经

术者右手拇指自孩子小指指根推至指尖（掌面稍偏尺侧），推100次。

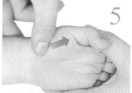

清板门

术者拇指从孩子掌根推至第1掌指关节，推500次。

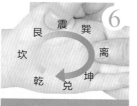

顺运八卦

震　巽

艮　　　离

坎　　　坤

乾　兑

术者左手持孩子左手四指，使掌心向上，同时拇指按定离卦。右手拇指自乾卦开始向坎卦运至兑卦，运100次。

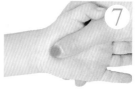

揉小天心

术者拇指指腹在孩子掌根大小鱼际交接之凹陷中揉300次。

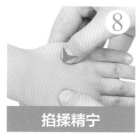

掐揉精宁

术者拇指掐揉孩子手背无名指与小指之本节后之间，掐揉100次。

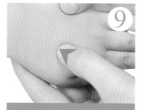

掐揉威灵

术者拇指掐揉孩子手背中指与食指掌骨交缝处，掐揉100次。

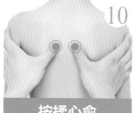

按揉心俞

两手四指抚孩子胁下，两手拇指指腹按揉心俞（背部第5胸椎棘突下，旁开1.5寸），按揉50次。

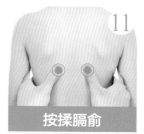

按揉膈俞

两手四指抚胁下，两手拇指指腹按揉膈俞（背部第7胸椎棘突下，旁开1.5寸），按揉50次。

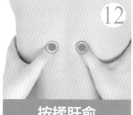

按揉肝俞

两手四指抚胁下，两手拇指指腹按揉肝俞（背部第9胸椎棘突下，旁开1.5寸），按揉50次。

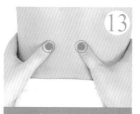

按揉肾俞

两手四指抚孩子胁下，再以两手拇指指腹按揉肾俞（腰部第2腰椎棘突下，旁开1.5寸），按揉50次。

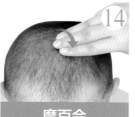

摩百会

右手拇指指腹或食、中、无名三指摩头顶正中线与两耳尖连线交点处，摩100次。

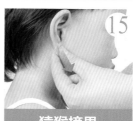

猿猴摘果

食、中二指侧面分别夹住孩子耳尖向上提，再以拇、食二指捏两耳垂向下扯，如猿猴摘果之状。向上提50次，向下扯50次。

荨麻疹

疏风止痒，健脾利湿

◎ **门诊案例**

一位妈妈带着5岁6个月的女儿来到诊室。孩子浑身瘙痒四年多了，碰触后出现风团。孩子从头到脚皮肤粗糙，吃饭少，不易喂，大便时干时稀，2~3天1次。最近有干呕、咳嗽症状，咳嗽时伴随少量大便排出。过敏原测试，查出十多种过敏原，口服抗过敏药物及脱敏治疗都只能缓解一时，仍会复发，所以想要进行推拿提升体质，治疗此病。

◎ **四诊辨证**

望	孩子发育尚可，坐立不安，常有挠痒动作，全身有挠痕伴随扁平皮疹，腹部及背部明显，四肢皮肤干且粗糙；面色潮红；舌质红，舌苔淡黄	切	脉圆滑，如盘走珠	辅助检查	过敏原测试：小麦、海产品、虫螨等10多种物质过敏，皮肤划痕试验结果为（+）

◎ **病案分析**

本病为过敏性疾病，蕴湿内伏，脾为湿困，不能为胃行其津液，阻滞气机日久化热，复感风邪，内不得疏泄，外不得透达，郁于皮毛腠理之间而发。因此先用拿法疏风祛邪于上，次以健脾利湿法祛郁湿于中，使"上焦得通，津液得下，胃气因和"，瘾疹自除。

◎ **取穴原则**

按揉风门和肺俞、清肺经可疏风解表、宣发肺气，配伍拿风池、揉风府、揉大椎可加强祛风解表之力；清补脾经、顺运八卦可健脾助运、化湿和中；按肩井、按揉曲池可疏通经络、活血散瘀。

◎ **推拿处方**

清补脾经	500次
清肺经	500次
顺运八卦	200次
按揉曲池	500次
拿风池	20次
揉风府	20次
揉大椎	300次
按揉风门、肺俞	各200次
按肩井	20次

◎ **效果**

次日就诊时，孩子咳嗽减轻，不再干呕，胃口好转，大便1次，质好成形。咳嗽时也不会挤出大便，晚上皮肤瘙痒减轻，不吵闹着要抓痒了。推拿治疗3次后，妈妈说4年来自己第一次睡了个好觉，孩子一夜没叫人抓痒。共推拿治疗5次后，孩子身上风团基本消退，白天精神振作，脸色白里透红，荨麻疹再没有发作过。

清补脾经

使孩子拇指微屈，术者以右手拇指桡侧或指面，沿孩子拇指桡侧自指尖至指根回来推，推500次。

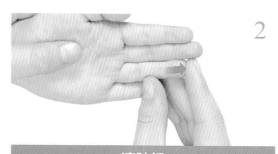

清肺经

术者右手拇指自孩子无名指掌面末节横纹起推至指尖，推500次。

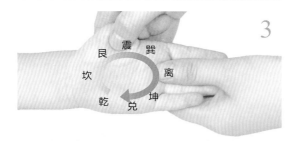

顺运八卦

术者左手持孩子左手四指，使掌心向上，同时拇指按定离卦。右手拇指自乾卦开始向坎卦运至兑卦，运200次。

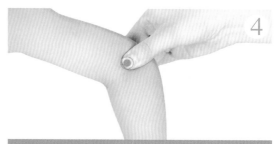

按揉曲池

术者一只手使孩子屈肘，另一只手握住孩子肘部，以拇指按揉肘弯横纹头凹陷中，按揉500次。

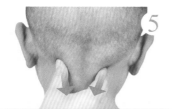

拿风池

立于孩子身后，左手四指抚孩子前额，右手拇、食二指同时相对拿孩子后发际两侧凹陷处，拿20次。

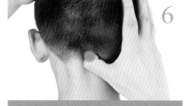

揉风府

一手抚孩子额头，另一手拇指端揉后发际正中直上1寸，枕外隆凸直下凹陷处，揉20次。

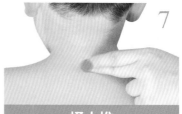

揉大椎

中指指腹揉第7颈椎棘突下凹陷处，揉300次。

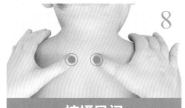

按揉风门

两手四指抚孩子肩臂处，再以两手拇指指腹按揉风门（背部第2胸椎棘突下，旁开1.5寸），揉200次。

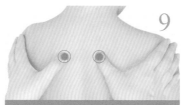

按揉肺俞

两手四指抚孩子肩臂处，再以两手拇指指腹按揉肺俞（背部第3胸椎棘突下，旁开1.5寸），按揉200次。

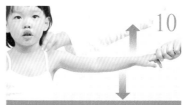

按肩井

术者右手食、中二指按按孩子肩井（在肩部缺盆上，大骨前1寸凹陷中），再以左手紧拿孩子食指及无名指，使上肢伸直并摇之，摇20次。

落枕

手法轻柔，活血止痛

◎门诊案例

4岁6个月的冬冬早上起床洗漱后突然又哭又闹，大喊脖子痛，头向一侧歪斜，不敢活动。妈妈很惊慌，赶紧带孩子来门诊。

◎四诊辨证

望	孩子头向右侧歪，前屈时向左侧屈	问	头部的左右旋转、后伸活动都受限	触	左侧胸锁乳突肌、斜方肌广泛压痛、颈椎两侧肌肉紧张

◎病案分析

孩子肌肤嫩薄、卫外未巩、经脉柔弱、气血未充，若养护稍有不慎，睡卧姿势不正或夜间蹬被露体，风寒湿之邪中于肌表客于经络，寒凝气滞，络脉不通，不通则痛。因患处肌肉组织痉挛肿胀，局部敏感性增加，如果施术手法过重，则易引起患儿不适，进而影响完整治疗。故应以摩法、揉法等轻柔缓和的手法为主，施术时速度宜缓不宜急，力度宜轻不宜重，更不可趁患儿不注意时突施蛮力强扭关节，否则很容易造成二次损伤，加重症状。

◎取穴原则

以颈椎两侧及耳后桥弓为重点区域，以摩法及揉法活其气血，祛风散寒、疏通经络、止痛活血，使其活动自如；推桥弓及揉耳后高骨使颈部肌肉放松；揉一窝风、膊阳池为远端取穴，有加强颈项部气血运行的作用；拿风池、按肩井可起到通经活络、祛瘀止痛的功效。

◎推拿处方

揉一窝风、膊阳池	各300次
拿风池	20次
揉耳后高骨	200次
推桥弓	300次
按肩井	20次

连续治疗12分钟。

◎效果

首次推拿后，孩子头部已能慢慢抬起，左侧颈项疼痛明显减轻，头也基本能竖直，左颈项及胸锁乳突肌仍有轻度肿胀压痛。次日就诊，所有症状消失，孩子头部活动自如，推拿巩固治疗1次。

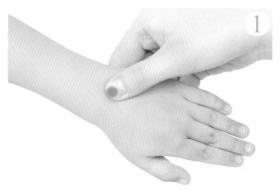

揉一窝风

术者右手拇指或食指指腹揉孩子手背腕横纹中央凹陷处，揉300次。

揉膊阳池

术者右手拇指揉孩子手背腕横中央直上3寸处，揉300次。

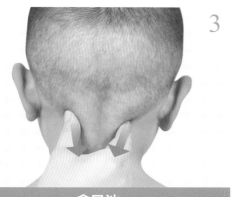

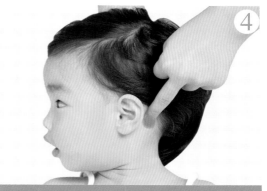

拿风池

立于孩子身后，左手四指抚孩子前额，右手拇、食二指同时相对拿孩子后发际两侧凹陷处，拿20次。

揉耳后高骨

中指揉孩子耳后乳突后缘高骨下凹陷处，摩200次。

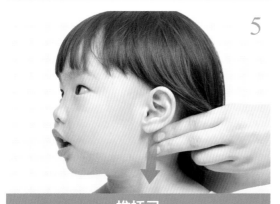

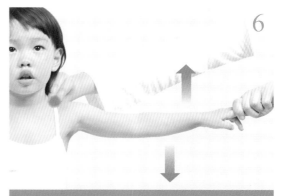

推桥弓

拇指或食、中二指推桥弓（颈部两侧沿胸锁乳突肌成一直线），推300次。

按肩井

术者右手食、中二指掐按孩子肩井（在肩部缺盆上，大骨前1寸凹陷中），再以左手紧拿孩子食指及无名指，使上肢伸直并摇之，摇20次。

流口水

健脾温阳，收摄口涎

◎门诊案例

1岁5个月男孩磊磊随妈妈来就诊。妈妈说孩子从6个月长牙时开始流口水，一直到现在，口水随时会浸透衣服和围兜，每天要多次更换衣服，下巴、口周还伴随湿疹。而且每次感冒后，流口水会更严重。

◎四诊辨证

望	发育较好；舌质红，舌苔淡白；指纹淡红；口水清白，口周和下巴潮红，伴湿疹，无口疮	闻	没有口臭

◎病案分析

本案患儿每次感冒后流涎加重，且口水清，无特殊气味，也无口臭、口疮等，是因为脾胃虚寒、胃气不足、脾阳不振、口水无力收摄而导致涎液流出。正如《寿世保元》曰："涎者脾之液，脾胃虚冷，故涎自流，不能收约。"因此，治疗上采用温中健脾、暖胃驱寒之法，以振脾胃之阳达收摄之功。

◎取穴原则

分推手阴阳可和气血、平衡阴阳；补脾经、按揉脾俞、顺摩腹以暖胃驱寒、健脾温阳；揉艮卦行滞消食、增强胃气；揉肾俞滋阴壮阳、补益肾元，使收摄之力加强；揉小天心安神清热。

◎推拿处方

分推手阴阳	100次
补脾经	800次
揉小天心	49次
揉艮卦	300次
顺摩腹	300次
揉脾俞、肾俞	各50次

7次为1个疗程。

◎随症加减

首次推拿后，症状无明显改善，推拿处方减少揉小天心，增加揉一窝风（见76页）100次，以增强温阳益气的作用。

◎效果

共治疗3次，孩子流口水症状基本消失。

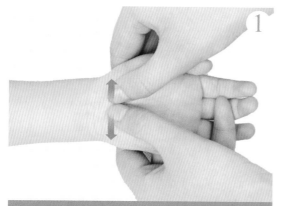

分推手阴阳

术者两手拇指指腹从孩子小天心（在掌根，大小鱼际交接之凹陷中）向两侧分推100次。

补脾经

使孩子拇指微屈，术者以右手拇指桡侧或指面沿孩子拇指桡侧自指尖推至指根，推800次。

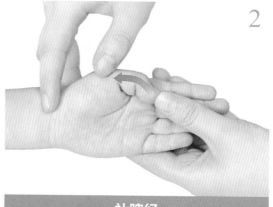

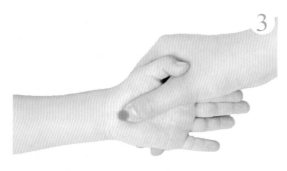

揉小天心

术者拇指指腹在孩子掌根大小鱼际交接之凹陷中揉49次。

揉艮卦

术者拇指指腹揉孩子掌心艮卦（以掌心为圆心，以圆心至中指根横纹2/3处为半径画圆，坎震中点为艮），揉300次。

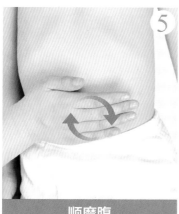

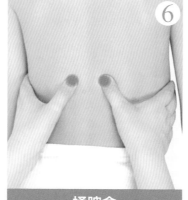

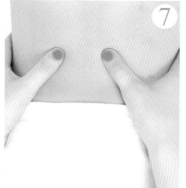

顺摩腹

用手掌顺时针摩孩子腹部，摩300次。

揉脾俞

两手四指抚孩子胁下，再以两手拇指指腹按揉脾俞（背部第11胸椎棘突下，旁开1.5寸），揉50次。

揉肾俞

两手四指抚孩子胁下，再以两手拇指指腹揉肾俞（腰部第2腰椎棘突下，旁开1.5寸），揉50次。

湿疹

温阳化湿，调畅气机

◎门诊案例

5岁的可可全身反复出现湿疹已1年，最近1个月又加重了，妈妈带他前来就诊。1年前，可可开始出现瘙痒的红疹，一开始只有几个，涂了"皮炎平"等药物后，瘙痒暂时缓解，但几小时后又开始反复。后来红疹逐渐增多，主要是在下半身及胸腹部，瘙痒剧烈，局部潮湿。妈妈曾带可可去医院看过，诊断为"顽固性湿疹"，医生开了"艾洛松"等抗炎药物外用，配合清热解毒利湿类中药外洗，症状稍微缓解。不过停药后瘙痒再次发作，严重影响可可睡眠和情绪。

◎四诊辨证

望	孩子下肢及胸腹部有细小红疹，皮肤潮湿，局部皮肤因抓挠而破损，瘙痒明显；精神不佳；食欲不振，大便稀、不成形；舌质红，舌苔发白且颗粒细腻致密；指纹发紫	切	脉细微

◎病案分析

《黄帝内经》云："微热则痒，热胜则肉腐成脓。"本证有热但尚微，且经用清利之品而罔效，则知其病不在热，而在于湿。故小儿推拿当以治湿为主，健脾化湿。

◎取穴原则

分推手阴阳以和气血、调和阴阳；推三关、补脾经、揉脾俞、揉足三里、揉三阴交以健脾温阳化湿；清胃经、清小肠以清热除湿；顺运八卦、揉中脘、揉肝俞以调畅气机利水湿。

◎推拿处方

分推手阴阳	500次
清胃经	300次
补脾经	300次
清小肠	500次
顺运八卦	300次
推三关	300次
揉足三里、三阴交	各500次
揉中脘	500次
揉肝俞、脾俞	各300次

7次为1个疗程。

◎效果

连续推拿1个疗程后，孩子皮疹数量有所减少，皮肤潮湿程度减轻，瘙痒明显缓解，夜晚睡眠质量有所改善。休息3天后，继续推拿巩固治疗。一共推拿5个疗程，孩子全身皮疹基本消失（只是在腹股沟处仍然会有反复），瘙痒程度明显减轻，皮肤恢复正常状态。

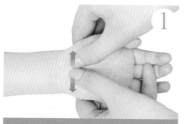

1

分推手阴阳

术者两手拇指指腹从孩子小天心（在掌根，大小鱼际交接之凹陷中）向两侧分推500次。

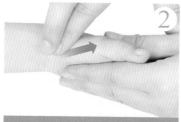

2

清胃经

术者拇指或食指自孩子掌根推至拇指根，推300次。

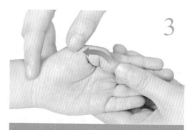

3

补脾经

使孩子拇指微屈，术者以右手拇指桡侧或指面沿孩子拇指桡侧自指尖推至指根，推300次。

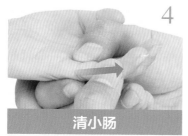

4

清小肠

术者左手拇指自孩子小指尺侧边缘由指根推至指尖，推500次。

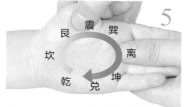

5

顺运八卦

术者左手持孩子左手四指，使掌心向上，同时拇指按定离卦。右手拇指自乾卦开始向坎卦运至兑卦，运300次。

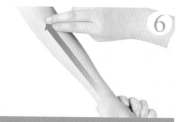

6

推三关

术者食、中二指并拢，自孩子前臂桡侧腕横纹推至肘横纹处，推300次。

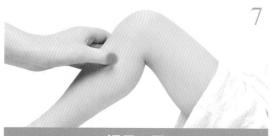

7

揉足三里

拇指指腹揉足三里（膝盖外侧凹陷下3寸，胫骨外侧约1横指处），揉500次。

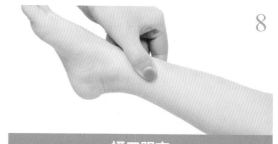

8

揉三阴交

拇指揉内踝尖直上3寸处，揉500次。

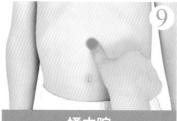

9

揉中脘

右手拇指或四指揉孩子脐上4寸，揉500次。

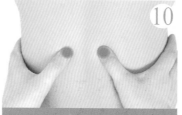

10

揉肝俞

两手四指抚胁下，两手拇指指腹揉肝俞（背部第9胸椎棘突下，旁开1.5寸），揉300次。

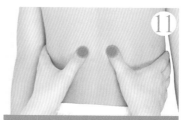

11

揉脾俞

两手四指抚孩子胁下，再以两手拇指指腹揉脾俞（背部第11胸椎棘突下，旁开1.5寸），揉300次。

幼儿急疹

扶正养阴，透疹外达

◎门诊案例

一位妈妈带着1岁的儿子前来就诊。孩子出生后第一次出现高热，体温达到39.5℃，妈妈使用各种物理方法降温，同时给孩子多次服用布洛芬。孩子体温最低下降至37.8℃，几个小时后又升至39℃以上，不流鼻涕，有点轻微鼻塞，腹痛，无腹泻现象，皮肤出现少量红疹。近日的持续发热及少量红疹现象，家长怀疑是幼儿急疹，不想输液，所以来推拿。

◎四诊辨证

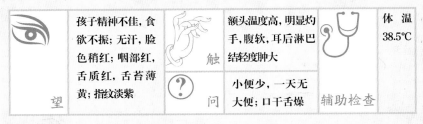

望	孩子精神不佳，食欲不振；无汗，脸色稍红；咽部红，舌质红，舌苔薄黄；指纹淡紫	触	额头温度高，明显灼手，腹软，耳后淋巴结轻度肿大	辅助检查	体温 38.5℃
问			小便少，一天无大便；口干舌燥		

◎病案分析

孩子3天前服过退热药，导致汗出过多而伤及营血，以致正虚而无力透疹外达，故治法当以益胃养阴扶正，方可透疹，且能防止疹毒内陷引发肺炎。

◎取穴原则

分推手阴阳、补脾经、推三关可扶正祛邪，托疹毒外出；揉一窝风、推天椎骨可舒展气机、发汗解表；揉风门、肺俞可宣发肺气以助透疹；清天河水、清胃经可清热解毒，防止疹毒内陷。

◎推拿处方

分推手阴阳 ·· 300次
清胃经 ·· 300次
补脾经 ·· 500次
揉一窝风 ·· 200次
清天河水 ·· 300次
推三关 ·· 300次
推天柱骨 ·· 100次
揉风门、肺俞 ·· 各200次

◎特效小妙招

用香菜煮水给孩子泡澡，促疹子发出。大约泡1小时后，孩子从脸部开始透发玫瑰红色小丘疹，慢慢遍布全身，然后体温逐渐降至正常。

◎效果

首次推拿治疗结束后，孩子全身微微出汗，精神好转，次日没有复诊。打电话询问原因，妈妈说回家后孩子用香菜水泡澡，体温已恢复正常。

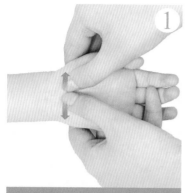

分推手阴阳

术者两手拇指指腹从孩子小天心（在掌根，大小鱼际交接之凹陷中）向两侧分推300次。

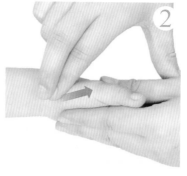

清胃经

术者拇指或食指自孩子掌根推至拇指根，推300次。

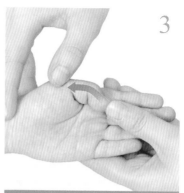

补脾经

使孩子拇指微屈，术者以右手拇指桡侧或指面沿孩子拇指桡侧自指尖推至指根，推500次。

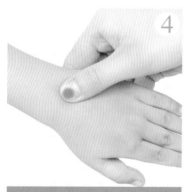

揉一窝风

术者右手拇指或食指指腹揉孩子手背腕横纹中央凹陷处，揉200次。

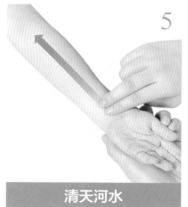

清天河水

术者食、中二指指腹沿孩子前臂内侧正中，自腕横纹起推至肘横纹，推300次。

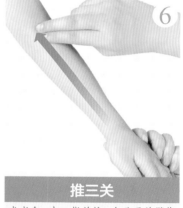

推三关

术者食、中二指并拢，自孩子前臂桡侧腕横纹推至肘横纹处，推300次。

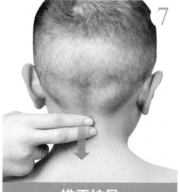

推天柱骨

拇指或食、中二指指腹自上向下直推，称推天柱骨，又称推天柱，推100次。

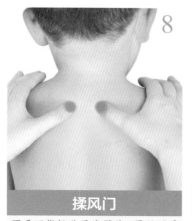

揉风门

两手四指抚孩子肩臂处，再以两手拇指指腹揉风门（背部第2胸椎棘突下，旁开1.5寸），揉200次。

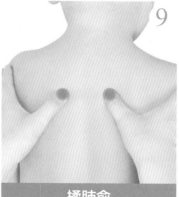

揉肺俞

两手四指抚孩子肩臂处，再以两手拇指指腹揉肺俞（背部第3胸椎棘突下，旁开1.5寸），揉200次。

汗出过多

固表止汗，调和营卫

◎门诊案例

4岁6个月女孩小彤随妈妈来就诊。妈妈说小彤平时爱出汗，夜间入睡前大量出汗，湿透枕巾及身下毛巾，有时需要换两三条毛巾才能干爽。平时白天也爱出汗，活动后尤其明显，最近3个月汗液更多，情况加重。孩子自幼身体较弱，挑食且食量小，怕冷怕风，容易感冒。

◎四诊辨证

 望	孩子形体瘦弱，脸色发白，颈部出汗；舌质淡，舌苔薄白，舌体瘦长	 问	大便常有不消化物	 切	脉搏跳动无力

◎病案分析

孩子体质虚弱，汗出过多，症属虚汗，是机体脏腑功能不足，失于闭藏，津液不能固摄以致外泄，汗多收敛无力。李中梓《医宗必读》云："自汗有属脏腑者……肺虚者固其皮毛，脾虚者壮其中气。"

◎取穴原则

以补脾经、按揉脾俞、顺运八卦益气生血；揉中脘、足三里，捏脊可调和营卫，营阴充沛，使脏腑得到滋养，增其体质，固摄汗液；补肺经、揉肾顶、按揉肺俞强卫气、固腠理，减少出汗；推指三关、天门入虎口、揉外劳宫、摇斗肘顺气生血、通经活络、调和营卫、顾护肌表。

◎推拿处方

补脾经	500次
推指三关	100次
补肺经	300次
揉肾顶	300次
天门入虎口	100次
顺运八卦	200次
揉外劳宫	300次
摇斗肘	20次
揉足三里	300次
揉中脘	300次
按揉肺俞、脾俞	各300次
捏脊	5遍

建议每周推拿治疗3次，隔天治疗1次，连续4周。

◎效果

推拿2周后，孩子白天出汗减少，夜间枕巾不湿，出汗情况明显好转，饭量增加，挑食现象得到改善。推拿治疗4周后，孩子出汗恢复正常，进食良好，精力充沛，活动度明显增加，大便成形，夜间睡眠无盗汗现象。

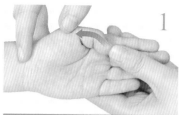

补脾经

使孩子拇指微屈，术者以右手拇指桡侧或指面沿孩子拇指桡侧自指尖推至指根，推500次。

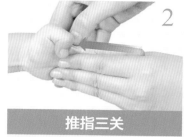

推指三关

术者左手握住孩子手，右手拇指侧面沿孩子食指掌面稍偏桡侧，从指腹推至虎口，推100次。

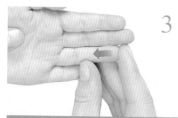

补肺经

术者右手拇指自孩子无名指指尖推至掌面末节横纹处，推300次。

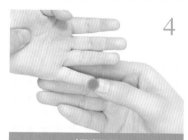

揉肾顶

术者拇指或食指或中指揉孩子小指掌面末端处，揉300次。

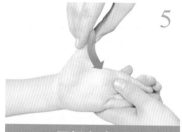

天门入虎口

令孩子拇指向上，掌心向外，术者拇指内侧面自孩子拇指尖尺侧沿赤白肉际推到虎口，推100次。

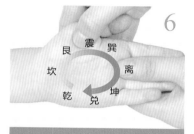

顺运八卦

术者左手持孩子左手四指，使掌心向上，同时拇指按定离卦。右手拇指自乾卦开始向坎卦运至兑卦，运200次。

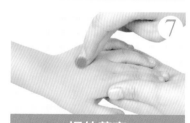

揉外劳宫

术者中指指端揉孩子手背中指与无名指掌骨中间，揉300次。

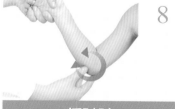

摇肘肘

术者先用右手拇、食、中三指托住孩子右手肘肘，再以左手拇、食二指插入孩子虎口，同时用中指按定天门（乾卦），然后屈孩子手左右摇之，摇20次。

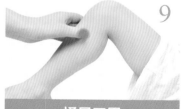

揉足三里

拇指指腹揉足三里（膝盖外侧凹陷下3寸，胫骨外侧约1横指处），揉300次。

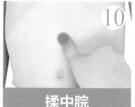

揉中脘

右手拇指或四指揉孩子脐上4寸，揉300次。

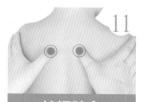

按揉肺俞

两手四指抚孩子肩臂处，再以两手拇指指腹按揉肺俞（背部第3胸椎棘突下，旁开1.5寸），按揉300次。

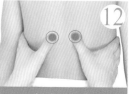

按揉脾俞

两手四指抚孩子胁下，再以两手拇指指腹按揉脾俞（背部第11胸椎棘突下，旁开1.5寸），按揉300次。

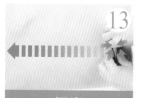

捏脊

两手拇指置于脊柱两侧，从长强向上推进至大椎，边推边以食指、中指捏拿起脊旁皮肤，捏脊5遍。

夏季热

清热解暑退热邪

◎门诊案例

4岁的琪琪发热半个多月，体温常在38~40℃之间，同时伴随精神不振、少气无力、口渴、多尿、少汗、胃口差的症状。大便溏薄，每天1次，曾输液、口服中药，均未能退热，经朋友介绍，来门诊要求推拿。

◎四诊辨证

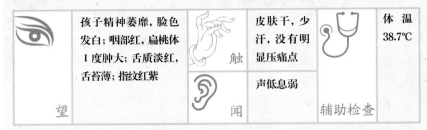

望	孩子精神萎靡，脸色发白；咽部红，扁桃体Ⅰ度肿大；舌质淡红，舌苔薄；指纹红紫	触	皮肤干，少汗，没有明显压痛点	辅助检查	体温38.7℃
		闻	声低息弱		

◎病案分析

患儿高热半月余，为暑热所伤，伴随心烦、口渴、喜饮、少汗、胃口差，偶有呕吐，睡眠不安。暑为阳邪，性与火同，暑邪伤心，故壮热心烦；暑热郁蒸，故体温不降；暑热伤津，故渴而欲饮；暑热伤气，脾气不足，运化失常，故便溏。患儿久病乏力，治宜虚则补之，外感暑邪入里化热，故治疗时应引而竭之，清热利湿。

◎取穴原则

分推手阴阳可调和气血、平衡阴阳；清天河水、抚脊、推涌泉可助气益元、清热解暑、培元固本；推指三关、清板门可益气养胃；揉二人上马、补肾经可养阴生津；补脾经、顺运八卦可健运中焦气机、调脐止泻。

◎推拿处方

分推手阴阳	300次
补脾经	1000次
推指三关	300次
补肾经	300次
清板门	300次
顺运八卦	300次
揉二人上马	1000次
清天河水	1000次
推涌泉	300次
抚脊	100次

◎效果

次日复诊，孩子仍发热，体温38.5℃左右，下半夜低些，但精神明显好转，主动要求进食。2次推拿治疗后，孩子食欲增进，脸色好转，体温37.8℃。一共经过4次推拿治疗，孩子体温正常，大便每天1次，食欲明显增加。

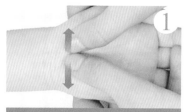

分推手阴阳

术者两手拇指指腹从孩子小天心（在掌根，大小鱼际交接之凹陷中）向两侧分推300次。

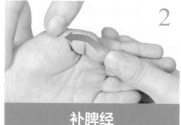

补脾经

使孩子拇指微屈，术者以右手拇指桡侧或指面沿孩子拇指桡侧自指尖推至指根，推1000次。

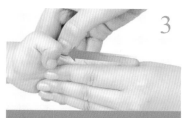

推指三关

术者左手握住孩子手，右手拇指侧面沿孩子食指掌面稍偏桡侧，从指腹推至虎口，推300次。

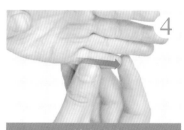

补肾经

术者右手拇指自孩子小指指根推至指尖（掌面稍偏尺侧），推300次。

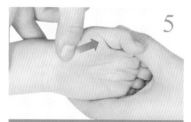

清板门

术者拇指从孩子掌根推至第1掌指关节，推300次。

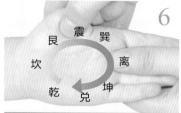

顺运八卦

术者左手持孩子左手四指，使掌心向上，同时拇指按定离卦。右手拇指自乾卦开始向坎卦运至兑卦，运300次。

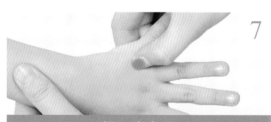

揉二人上马

术者拇指揉孩子手背无名指与小指掌骨（第4、第5掌骨）小头后陷中处，揉1000次。

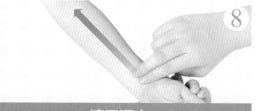

清天河水

术者食、中二指指腹沿孩子前臂内侧正中，自腕横纹起推至肘横纹，推1000次。

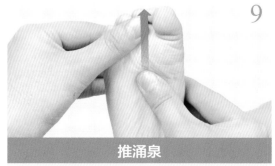

推涌泉

两拇指指腹轮流自孩子足掌心前1/3处推向足尖，推300次。

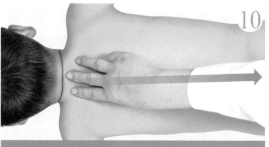

抚脊

将右手中指放在督脉上，食指及无名指放于中指两侧膀胱经，从大椎起推至腰俞，推100次。

手足口病

清热祛湿，宣肺解表

◎门诊案例

5岁女孩果果随妈妈来就诊。家长说孩子最近两天突然发热，体温38.5~39℃；妈妈发现果果手上长了小水疱，下唇处长了黄豆粒大的口腔溃疡，孩子一直喊嘴巴疼，查看发现上颚也有一处红斑。孩子流清黏鼻涕，胃口变差，大便干臭，晚上睡不好，出汗多，烦躁不安，经医院诊断为手足口病。

◎四诊辨证

望		闻	辅助检查	
	孩子发育、营养均可，脸色略黄；舌质红，舌苔发黄且厚；下唇内有溃疡，周围颜色发红，上颚部有红斑，口痛；右手食指间有小水疱，刺痛且痒	口气重		体温38.4℃

◎病案分析

根据起病、临床特征，本案当属温病学中"湿温病"的范畴。案例中的孩子出疱疹较少，而主要表现为口臭、口腔溃疡及红斑、大便干，是因其胃热较盛，属"热重于湿"的类型。

◎取穴原则

用清天河水、清板门、退六腑、清大肠、推下七节骨泻阳明经及腑之热；用推天柱骨、拿风池、捣小天心宣肺解表，使邪气向外透达。

◎推拿处方

清大肠	300次
清板门	300次
捣小天心	100次
清天河水	500次
退六腑	300次
拿风池	10次
推天柱骨	200次
推下七节骨	300次

◎效果

次日复诊，孩子体温37.4℃，精神好转，恶心减轻，大便1次，疹轻，咽部红色减轻。一共推拿2次，孩子体温正常，手上小水疱消退，不痒不痛，胃口好，睡眠好。

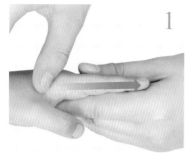

清大肠 1

术者右手拇指桡侧面自孩子虎口直推至食指指尖，推300次。

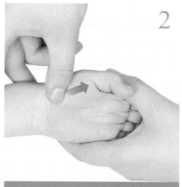

清板门 2

术者拇指从孩子掌根推至第1掌指关节，推300次。

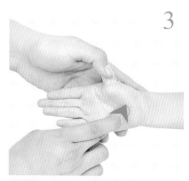

捣小天心 3

术者食指压于中指指端背面，用中指指端捣小天心，捣100次。

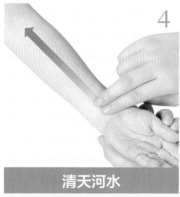

清天河水 4

术者食、中二指指腹沿孩子前臂内侧正中，自腕横纹起推至肘横纹，推500次。

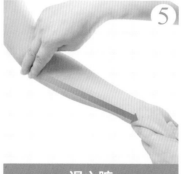

退六腑 5

术者食、中二指指腹自孩子前臂尺侧肘关节推至掌根，推300次。

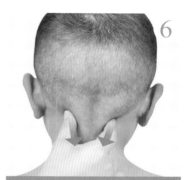

拿风池 6

立于孩子身后，左手四指抚孩子前额，右手拇、食二指同时相对拿孩子后发际两侧凹陷处，拿10次。

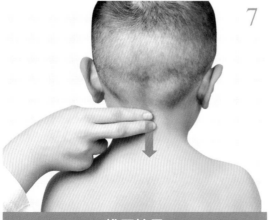

推天柱骨 7

食、中二指指腹从孩子颈后发际正中至大椎自上而下直推，推200次。

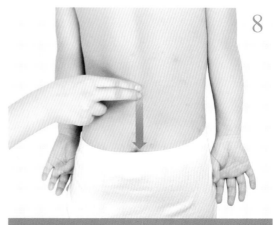

推下七节骨 8

食、中二指指腹自上而下直推孩子七节骨（第4腰椎至尾椎骨端成一直线），推300次。

腹痛

畅达气机痛自止

◎门诊案例

3岁4个月的男孩亮亮，断断续续地腹痛近1个月，伴随反复感冒咳嗽，曾在医院进行抗菌治疗，最后一次静滴阿奇霉素，5天后咳嗽减轻，腹痛未减，医生又改用中药。来此就诊前3天腹痛加重，但吃饭、活动正常。每天大便3或4次，质稠味臭，小便次数多，尿量也较多。孩子睡眠尚可，睡觉时会磨牙。孩子属易感冒体质，有惊厥史。

◎四诊辨证

望	孩子精神尚可，脸色发黄、没有光泽；舌质红，舌苔淡黄且厚；指纹发青	触	腹胀，脐周压痛	辅助检查	腹部彩色多普勒检查显示肠系膜淋巴结炎

◎病案分析

"肠系膜淋巴结炎"常于上呼吸道感染后发生。中医腹痛有寒热虚实之分，小儿素体虚弱、卫外不固，反复感受外邪，又屡用抗生素等刺激胃肠道，易由肺病传及脾，脏腑失于温养、脉络凝滞，于是出现腹痛的症状。但其纳好，大便次数多、质稠臭等，说明脾胃虽已受累，但正气尚足。

◎取穴原则

以清板门、清大肠清肠泻浊；以顺运八卦、顺摩腹、分推腹阴阳、按揉脾俞、按揉胃俞健脾行气，使脏腑之气通畅而痛止；以分推手阴阳调和气血，配伍按揉肺俞以增强调畅身体气机的作用。

◎推拿处方

分推手阴阳	100次
清大肠	300次
清板门	300次
顺运八卦	100次
分推腹阴阳	200次
顺摩腹	300次
按揉肺俞、脾俞、胃俞	各50次

◎随症加减

经过3次推拿治疗后，孩子腹痛消失。将推拿处方中的清板门改为清补脾经（见64页）各200次，巩固治疗。腹痛消失说明气机条达，不应再施以清导治法，故去清板门，改清补脾经以进一步巩固中焦运化之职。

◎效果

首次推拿后，孩子大便1次，质好色黄，腹痛1次，持续时间短，脸色明显好转。继续推拿治疗3次，孩子腹痛消失，胃口好，精神好。

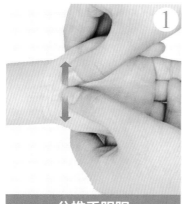

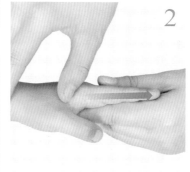

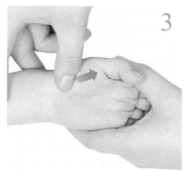

分推手阴阳

术者两手拇指指腹从孩子小天心（在掌根，大小鱼际交接之凹陷中）向两侧分推100次。

清大肠

术者右手拇指桡侧面自孩子虎口直推至食指指尖，推300次。

清板门

术者拇指从孩子掌根推至第1掌指关节，推300次。

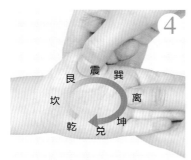

震 巽
艮　　　离
坎　　　坤
乾 兑

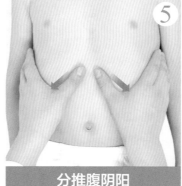

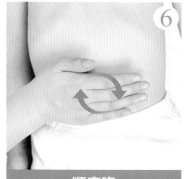

顺运八卦

术者左手持孩子左手四指，使掌心向上，同时拇指按定离卦。右手拇指自乾卦开始向坎卦运至兑卦，运100次。

分推腹阴阳

两拇指自孩子胸骨剑突位置向两旁斜下分推至腋下正中线，推200次。

顺摩腹

用手掌顺时针摩孩子腹部，摩300次。

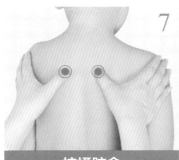

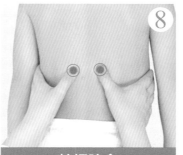

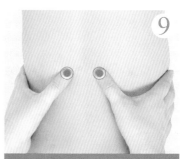

按揉肺俞

两手四指抚孩子肩臂处，再以两手拇指指腹按揉肺俞（背部第3胸椎棘突下，旁开1.5寸），按揉50次。

按揉脾俞

两手四指抚孩子胁下，再以两手拇指指腹按揉脾俞（背部第11胸椎棘突下，旁开1.5寸），按揉50次。

按揉胃俞

两手四指抚孩子胁下，两手拇指指腹按揉胃俞（背部第12胸椎棘突下，旁开1.5寸），按揉50次。

脐疝

补气血,畅气机

◎ **门诊案例**

8个月大的玲玲因脐疝前来就诊。玲玲5个月时,妈妈发现其脾气大,爱哭闹;脐部突出,而且哭闹得越凶,肚脐突出越大。孩子胃口好,睡眠好,大小便正常。妈妈自述其出生后脐带结扎正常,3~5个月大的时候,腹泻持续了2个月,最终通过推拿治愈,希望本次还能用推拿来治疗脐疝。

◎ **四诊辨证**

	孩子精神好,面色苍白;舌质红,舌苔淡白;指纹淡红		腹胀,脐部突出约2厘米,按后能回位,局部皮肤光亮

◎ **病案分析**

"气动于中则脐突出于外",脐突多因先天禀赋不足、脐部薄弱,加之婴儿啼哭过多,使脐环松大,小肠脂膜突入其中,膨出隆起而形成脐突。绝大多数情况不需要治疗。脐突1厘米以下者,随年龄的增长和腹壁肌肉的发育,脐疝孔逐渐闭合。案例中孩子的脐突直径大于2厘米,用压迫治疗无效,应以补后天之气血为主,故用推拿治疗。

◎ **取穴原则**

用分推手阴阳调和阴阳、振阳安神;以补脾经、揉一窝风温中补气;以补肾经、顺摩脐、揉气海、揉关元、揉脾俞、揉胃俞、揉小肠俞治其本;以清肝经、按弦走搓摩顺畅气机。

◎ **推拿处方**

分推手阴阳	100次
补脾经	500次
清肝经	200次
补肾经	300次
揉一窝风	300次
顺摩脐	300次
揉气海、关元	各200次
揉脾俞、胃俞、小肠俞	各200次
按弦走搓摩	100次

◎ **效果**

经过3次治疗后,孩子脐突减小,能回位,但啼哭发脾气后又突出。继续治疗,每天推拿1次。经过11次治疗后,孩子肚脐回缩,情绪安稳,睡眠好。继续巩固治疗,每3天治疗1次。共经过18次治疗后,脐疝症状消失。

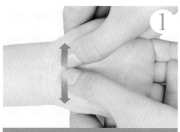

1 分推手阴阳

术者两手拇指指腹从孩子小天心（在掌根，大小鱼际交接之凹陷中）向两侧分推100次。

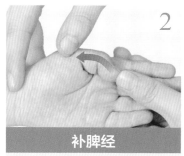

2 补脾经

使孩子拇指微屈，术者以右手拇指桡侧或指面沿孩子拇指桡侧自指尖推至指根，推500次。

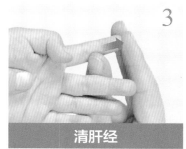

3 清肝经

术者拇指自孩子食指掌面末节横纹起推至指尖，推200次。

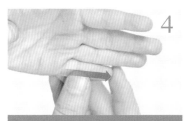

4 补肾经

术者右手拇指自孩子小指指根推至指尖（掌面稍偏尺侧），推300次。

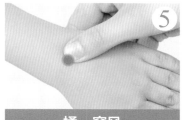

5 揉一窝风

术者右手拇指或食指指腹揉孩子手背腕横纹中央凹陷处，揉300次。

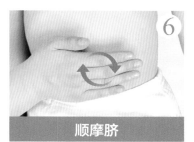

6 顺摩脐

用手掌顺时针摩孩子肚脐300次。

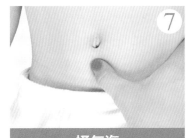

7 揉气海

用拇指指腹或掌根揉脐下1.5寸，揉200次。

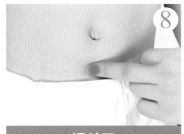

8 揉关元

令孩子仰卧，用中指指腹或用掌根揉脐下3寸，揉200次。

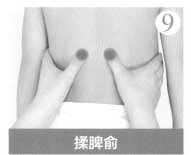

9 揉脾俞

两手四指抚孩子胁下，再以两手拇指指腹揉脾俞（背部第11胸椎棘突下，旁开1.5寸），按揉200次。

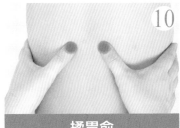

10 揉胃俞

两手四指抚孩子胁下，两手拇指指腹揉胃俞（背部第12胸椎棘突下，旁开1.5寸），揉200次。

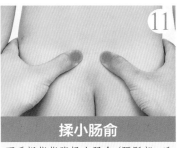

11 揉小肠俞

两手拇指指腹揉小肠俞（腰骶部，后正中线旁开1.5寸），揉200次。

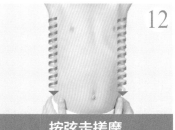

12 按弦走搓摩

令孩子仰卧，双手举过头顶，术者双掌从孩子两腋下搓摩至肚角（脐下2寸，旁开2寸两大筋）处，搓摩100次。

急惊风

清心平肝，镇惊安神

◎门诊案例

5天前，4岁的晨晨不小心跌入污水池中，被拉上来后立即用凉水冲洗。当天晚上孩子发热，体温38.7℃，脸色时红时青，四肢冰冷，有时候还会抽搐，惊慌尖叫，睡不好。去医院诊治，热退了，但其他症状没有缓解。

◎四诊辨证

望		闻	辅助检查	
	孩子精神差，山根发青，脸色青黄；舌质红，舌苔发白且薄；指纹暗青	声音低弱，口中无异味		体温37.2℃

◎病案分析

孩子幼稚识浅、神气未定，暴受惊恐，惊则气乱，恐则气下，以致气机逆乱，伤神失志。晨晨受了惊吓，又感寒邪，内外交困，遂成惊风，出现惊哭、噩梦、发热、痉厥、抽搐等症，因此以镇惊安神为主要治疗原则。

◎取穴原则

以分推手阴阳平衡阴阳；以揉小天心、掐心经、清心经、顺运八卦安神养心；清肝经、揉心俞平肝泻火、息风镇惊；以按揉百会、大椎、印堂配四大手法开窍醒神。

◎推拿处方

分推手阴阳 ·· 200次
清肝经 ··· 300次
掐心经 ·· 10次
清心经 ··· 300次
顺运八卦 ··· 100次
揉小天心 ··· 100次
按揉大椎 ··· 100次
揉心俞 ··· 100次
按揉百会 ··· 100次
四大手法（开天门、推坎宫、运太阳、揉耳后高骨）···· 各100次
按揉印堂 ··· 100次

◎效果

次日复诊，孩子晚上睡觉安稳，神清气爽，精神活动正常，又按照上面的推拿方法继续治疗1次，痊愈。

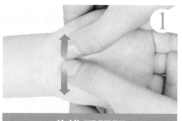

分推手阴阳

术者两手拇指指腹从孩子小天心（在掌根，大小鱼际交接之凹陷中）向两侧分推200次。

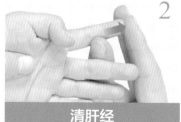

清肝经

术者拇指自孩子食指掌面末节横纹起推至指尖，推300次。

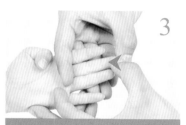

掐心经

术者右手拇指自孩子中指掌面末节横纹起掐向指尖，掐10次。

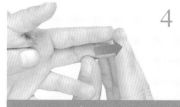

清心经

术者右手拇指自孩子中指掌面末节横纹起推向指尖，推300次。

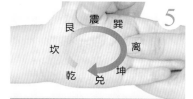

顺运八卦

术者左手持孩子左手四指，使掌心向上，同时拇指按定离卦。右手拇指自乾卦开始向坎卦运至兑卦，运100次。

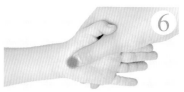

揉小天心

术者拇指指腹在孩子掌根大小鱼际交接之凹陷中揉100次。

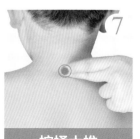

按揉大椎

中指指腹按揉第7颈椎棘突下凹陷中处，按揉100次。

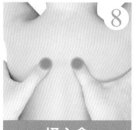

揉心俞

两手四指抚孩子胁下，两手拇指指腹揉心俞（背部第5胸椎棘突下，旁开1.5寸），揉100次。

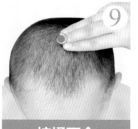

按揉百会

右手拇指指腹或食、中、无名三指按揉头顶正中线与两耳尖连线交点处，按揉100次。

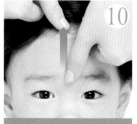

开天门

两手拇指自孩子眉心向额上交替直推至发际，推100次。

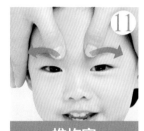

推坎宫

两手拇指自孩子眉心分推至眉梢，推100次。

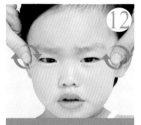

运太阳

两手托扶孩子头部，两拇指运孩子两眉后凹陷处，运100次。

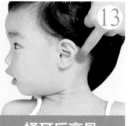

揉耳后高骨

中指指腹揉孩子耳后乳突后缘高骨下凹陷处，揉100次。

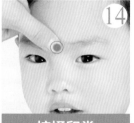

按揉印堂

一手扶孩子头部，一手拇指按揉孩子两眉中点，按揉100次。

痱子

调畅气机，消暑利湿

◎门诊案例

4岁的女孩瑶瑶自入夏以来全身多处出现红色丘疹，有时密集成片，有时零星散发。孩子常常喊痒，用手抓挠，经医院皮肤科诊断为痱子。孩子平时大便前干后黏，多汗，脾气急躁易怒，喜欢吃肉和甜食。家长给孩子试过中药药浴，但是没有明显的效果。

◎四诊辨证

望	孩子面红身热，嘴唇色红；舌质红，舌苔发黄且厚腻	切	脉搏跳动有力，时快时慢	触	腹胀满

◎病案分析

中医认为本病发生多因暑热夹湿，蕴结肌肤所致，如果小儿素有内热，那么丘疹数量会增加，瘙痒会加重，应清热利湿。

◎取穴原则

以清胃经、清天河水、清肝经、清心经为主，清脏腑之热；以掐揉四横纹、顺摩腹、按弦走搓摩调畅气机、清热散结；以推下七节骨进一步加强通腑泻浊，从而起到消除内热的作用。

◎推拿处方

清胃经 300次
清肝经 300次
清心经 200次
掐揉四横纹 各30次
清天河水 500次
顺摩腹 300次
推下七节骨 200次
按弦走搓摩 80次

◎效果

连续推拿治疗10次后，孩子全身红色丘疹明显减少，颜色转淡，瘙痒程度大大减轻。

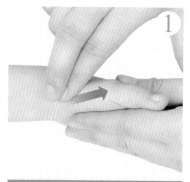

清胃经

术者拇指或食指自孩子掌根推至拇指根，推300次。

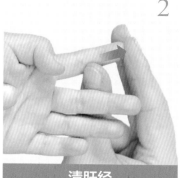

清肝经

术者拇指自孩子食指掌面末节横纹起推至指尖，推300次。

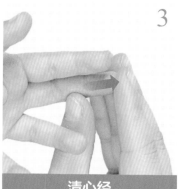

清心经

术者右手拇指自孩子中指掌面末节横纹起推向指尖，推200次。

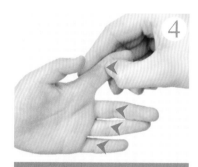

掐揉四横纹

术者拇指指甲依次掐孩子食、中、无名、小指第1指间关节横纹，继而揉之。掐30次，揉30次。

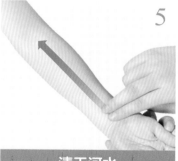

清天河水

术者食、中二指指腹沿孩子前臂内侧正中，自腕横纹起推至肘横纹，推500次。

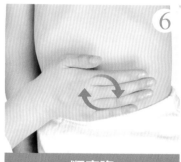

顺摩腹

用手掌顺时针摩孩子腹部，摩300次。

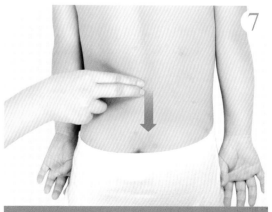

推下七节骨

食、中二指指腹自上而下直推孩子七节骨（第4腰椎至尾椎骨端成一直线），推200次。

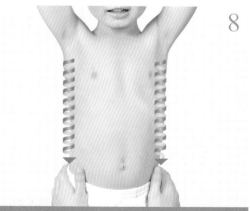

按弦走搓摩

令孩子仰卧，双手举过头顶，术者双掌从孩子两腋下搓摩至肚角（脐下2寸，旁开2寸两大筋）处，搓摩80次。

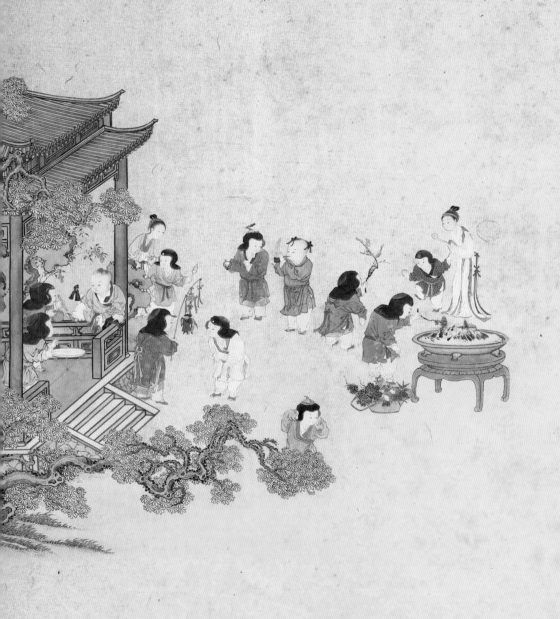

◎ 第九章 ◎

新生儿护理与四季调养推拿方

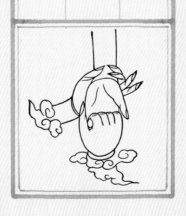

祛胎黄

疏肝利胆，补脾利湿

自胎儿分娩，脐带结扎至满28天，称为新生儿时期。新生的婴儿由于经历了宫内迅速生长、发育，以及从宫内向宫外环境的转换，身体各系统功能面临巨大挑战。在精心呵护的同时，若能及时调理并改善新生儿时期常见的如胎黄、肠胀气等，则更有利于宝宝的生长发育。

胎黄是指出生28天以内的婴儿出现全身皮肤、面目及眼白发黄为主要表现的病症。西医称之为新生儿黄疸，是因胆红素在体内积聚引起的皮肤或者其他器官黄染。

◎ 取穴原则

本病发生主要有胎毒内蕴、脾失健运、胆失疏泄三方面因素，病位在脾，又与肝胆密切相关。肝疏泄功能正常，有助于胆道通畅，所以临床上在治脾的同时常配合清胃经、清肝经疏肝利胆。本病治疗以利湿退黄为基本治法。分推手阴阳可调阴阳、和气血；补脾经、顺运八卦、推三关可健脾利湿；顺摩腹可调和气血。新生儿身体娇弱，推拿手法务必轻柔。

◎ 推拿处方

分推手阴阳	100~200次
清胃经	200次
补脾经	100~200次
清肝经	100~200次
顺运八卦	100~200次
推三关	100次
顺摩腹	100~200次

◎ 随症加减

热重者可加清大肠（见66页）100~200次、清小肠（见68页）100~200次、揉天枢（见53页）100~200次，以清热利湿、调中顺气；寒重者可加揉外劳宫（见76页）100~300次、揉一窝风（见76页）100~300次，以温阳散寒、顺气和血。

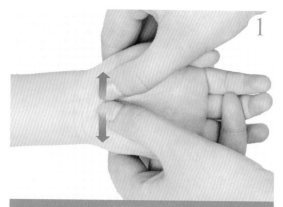

分推手阴阳

术者两手拇指指腹从孩子小天心（在掌根，大小鱼际交接之凹陷中）向两侧分推100~200次。

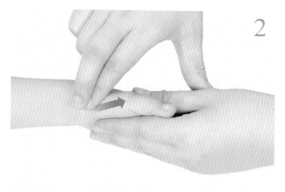

清胃经

术者拇指或食指自孩子掌根推至拇指根，推200次。

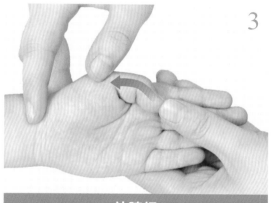

补脾经

使孩子拇指微屈，术者以右手拇指桡侧或指面沿孩子拇指桡侧自指尖推至指根，推100~200次。

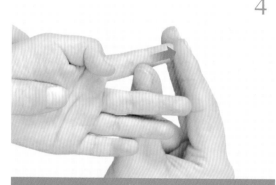

清肝经

术者拇指自孩子食指掌面末节横纹起推至指尖，推100~200次。

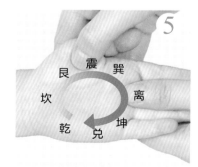

顺运八卦

术者左手持孩子左手四指，使掌心向上，同时拇指按定离卦。右手拇指自乾卦开始向坎卦运至兑卦，运100~200次。

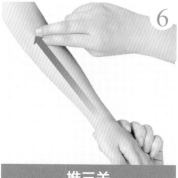

推三关

术者食、中二指并拢，自孩子前臂桡侧腕横纹推至肘横纹处，推100次。

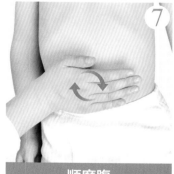

顺摩腹

用手掌顺时针摩孩子腹部，摩100~200次。

新生儿肠胀气

分辨虚实，行气化积

肠胀气是新生儿常见症状，表现为腹部胀满，多出现在喂奶后。孩子腹胀时常会哭闹，排气或排便后哭闹停止，睡觉易醒，喜欢趴着睡或家长抱睡。

◎ 取穴原则

本病的发病部位在胃肠，可因各种原因引起气机郁滞，从而导致肠胀气。临床多见实胀和虚胀两种证型。治疗时实胀者以祛邪为主，虚胀者以温补为主，实中兼虚或虚中夹实者，则应攻补兼施，然终以调畅气机、消胀除满为目的。分推手阴阳可调和气血、驱寒除热；顺运八卦、顺摩腹、分推腹阴阳可调畅气机、除腹胀、消积聚；揉板门、揉足三里可健脾和胃、消食助运。新生儿身体娇弱，推拿手法务必轻柔。

◎ 推拿处方

分推手阴阳	50~100次
揉板门	50~100次
顺运八卦	100~200次
揉足三里	100~200次
分推腹阴阳	50~100次
顺摩腹	100~200次

◎ 随症加减

伴有寒邪者，可加揉外劳宫（见76页）100~200次、摩关元（见55页）100~200次，温中补虚以除寒邪；夹有积滞者，可加掐揉四横纹（见68页）20~30次，清热散结；可加捏脊（见31页）3~5遍，健脾和胃以助运化；脾胃虚弱较甚者，可加补脾经（见64页）100~200次、天门入虎口（见39页）50~100次、揉脾俞和胃俞（见60页）各100~200次，四穴配伍使用可健脾助运、调和气血。

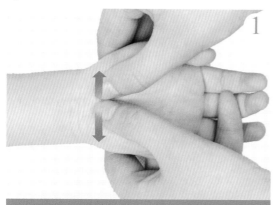

分推手阴阳

术者两手拇指指腹从孩子小天心（在掌根，大小鱼际交接之凹陷中）向两侧分推50~100次。

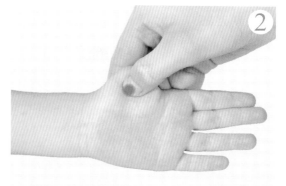

揉板门

术者拇指或食指在孩子大鱼际平面的中点上做揉法，揉50~100次。

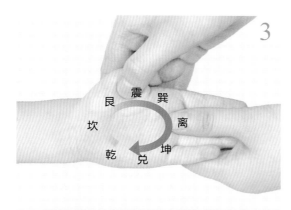

震 巽
艮
离
坎
乾 坤
兑

顺运八卦

术者左手持孩子左手四指，使掌心向上，同时拇指按定离卦。右手拇指自乾卦开始向坎卦运至兑卦，运100~200次。

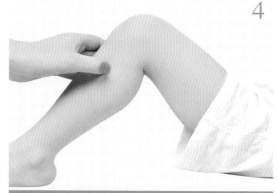

揉足三里

拇指指腹揉足三里（膝盖外侧凹陷下3寸，胫骨外侧约1横指处），揉100~200次。

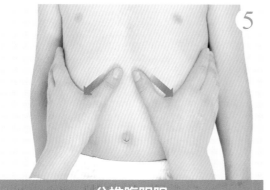

分推腹阴阳

两拇指自孩子胸骨剑突位置向两旁斜下分推至腋下正中线，推50~100次。

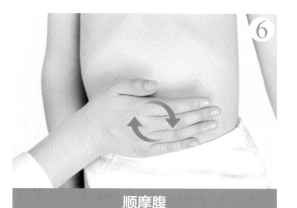

顺摩腹

用手掌顺时针摩孩子腹部，摩100~200次。

春季保健

抓住增高关键期

《素问·四气调神大论》指出："春三月，此谓发陈，天地俱生，万物以荣。"意思是说，春季是推陈出新、生命萌发的时令。天地万物都生机勃勃，欣欣向荣。处于不断生发阶段的孩子也是如此。因此，家长要特别抓住春季这个关键期，促进孩子的生长发育。

日常生活中，家长要注意以下几点：春季要提高免疫力，减少疾病发生，做好饮食搭配，适量吃酸味食物。酸味食物有滋养肝气的作用，有利于肝气的舒展，肝气能滋养于筋，筋膜柔和则又能生养于心。注意保暖，预防传染病，远离过敏原，尽量让孩子保持情志的舒畅和内心的恬静。

◎ 取穴原则

掌握春令之气升发舒畅的特点，父母应注意呵护好孩子体内的阳气，使之不断充沛，逐渐旺盛起来，同时，避免耗伤阳气及阻碍阳气的情况发生。除此之外，家长还可以根据自家孩子的情况配合下面的推拿，增强孩子的体质，帮助孩子长高长壮。补脾经、揉板门、顺摩腹、揉脾俞、揉足三里可消食助运、健脾和胃，有助于将食物中的营养物质转化为身体生长的养料；补肾经、揉肾俞、揉增高穴，可补肾益气、培元固本，以强壮阳气，促进身体生长发育；清肝经、按揉肝俞、按弦走搓摩，可调畅气机、疏肝理气，从而疏调情绪并促进阳气的生发。

◎ 推拿处方

补脾经	100~300次
清肝经	100~300次
补肾经	100~300次
揉板门	100~200次
揉增高穴	50~100次
揉足三里	300~500次
顺摩腹	100~200次
按揉肝俞	100~300次
揉脾俞	100~300次
揉肾俞	100~300次
按弦走搓摩	50~100次

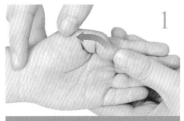

补脾经

使孩子拇指微屈，术者以右手拇指桡侧或指面沿孩子拇指桡侧自指尖推至指根，推100~300次。

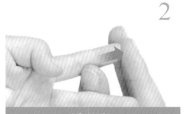

清肝经

术者拇指自孩子食指掌面末节横纹起推至指尖，推100~300次。

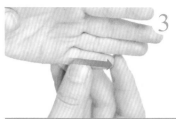

补肾经

术者右手拇指自孩子小指指根推至指尖（掌面稍偏尺侧），推100~300次。

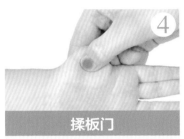

揉板门

术者拇指或食指在孩子大鱼际平面的中点上做揉法，揉100~200次。

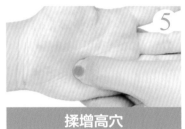

揉增高穴

术者拇指或中指指腹轻揉孩子手掌面第4、第5掌骨指间（握拳，小指尖对应点下0.5寸和0.8寸处），揉50~100次。

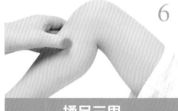

揉足三里

拇指指腹揉足三里（膝盖外侧凹陷下3寸，胫骨外侧约1横指处），揉300~500次。

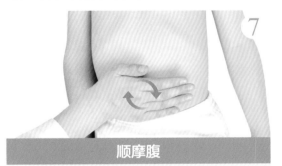

顺摩腹

用手掌顺时针摩孩子腹部，摩100~200次。

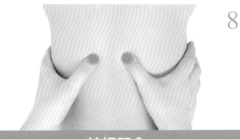

按揉肝俞

两手四指抚胁下，两手拇指指腹按揉肝俞（背部第9胸椎棘突下，旁开1.5寸），按揉100~300次。

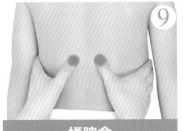

揉脾俞

两手四指抚孩子胁下，再以两手拇指指腹揉脾俞（背部第11胸椎棘突下，旁开1.5寸），揉100~300次。

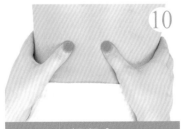

揉肾俞

两手四指抚孩子胁下，再以两手拇指指腹揉肾俞（腰部第2腰椎棘突下，旁开1.5寸），揉100~300次。

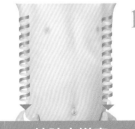

按弦走搓摩

令孩子仰卧，双手举过头顶，术者双掌从孩子两腋下搓摩至肚角（脐下2寸，旁开2寸两大筋）处，搓摩50~100次。

夏季保健

呵护脾胃，清热除烦

　　夏日炎炎，暑气熏蒸，人体易被夏日的阳邪所伤，损伤人体的津液，儿童脏腑娇嫩，身体自我调节能力不足，抵抗力差，更容易出现纳呆、口渴、乏力、唇干口燥、大便干结、尿黄心烦、睡眠不安等各种症状。夏季儿童保健需注意及时调整脾胃功能，补充津液，饮食均衡，少食生冷，运动方面则应避免剧烈运动，以免出现中暑现象。

◎ 取穴原则

夏季暑多夹湿，湿为阴邪，易损伤阳气，湿邪易困脾阳，这将导致脾胃不能正常运化水谷，孩子易出现神疲乏力、食欲不振、大小便不爽等症状。因此，小儿夏季保健应重在清热养阴、健脾除湿。清天河水、清心经、清小肠、清肝经、猿猴摘果、推脊，可清热除烦、养心安神，令小儿心神得宁、情绪稳定、夜卧安眠；顺运八卦、补脾经、揉中脘、分推腹阴阳，可健脾理气、利湿和中；清胃经可促进脾胃运化、调畅气机、祛除湿浊、增进食欲。

◎ 推拿处方

清胃经	200次
补脾经	100~300次
清肝经	100~300次
清心经	100~300次
清小肠	100~300次
顺运八卦	100~300次
清天河水	100~300次
分推腹阴阳	50~100次
揉中脘	100~300次
推脊	100~300次
猿猴摘果	10~20次

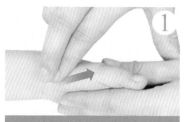

清胃经

术者拇指或食指自孩子掌根推至拇指根，推200次。

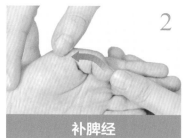

补脾经

使孩子拇指微屈，术者以右手拇指桡侧或指面沿孩子拇指桡侧自指尖推至指根，推100~300次。

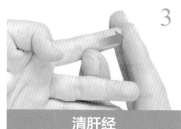

清肝经

术者拇指自孩子食指掌面末节横纹起推至指尖，推100~300次。

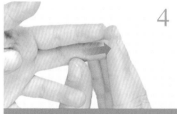

清心经

术者右手拇指自孩子中指掌面末节横纹起推向指尖，推100~300次。

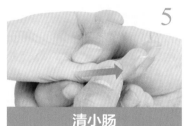

清小肠

术者左手拇指自孩子小指尺侧边缘由指根推至指尖，推100~300次。

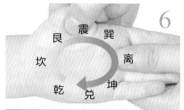

顺运八卦

术者左手持孩子左手四指，使掌心向上，同时拇指按定离卦。右手拇指自乾卦开始向坎卦运至兑卦，运100~300次。

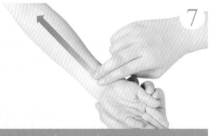

清天河水

术者食、中二指指腹沿孩子前臂内侧正中，自腕横纹起推至肘横纹，推100~300次。

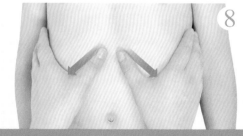

分推腹阴阳

两拇指自孩子胸骨剑突位置向两旁斜下分推至脐下正中线，推50~100次。

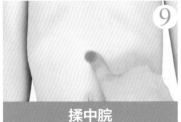

揉中脘

右手拇指或四指揉孩子脐上4寸，揉100~300次。

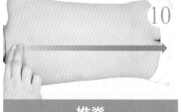

推脊

用食、中二指指腹自上而下从大椎到长强作直推，推100~300次。

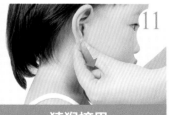

猿猴摘果

食、中二指侧面分别夹住孩子耳尖向上提，再以拇、食二指捏两耳垂向下扯，如猿猴摘果之状。向上提10~20次，向下扯10~20次。

秋季保健

润肺养肺，津液得存

秋季的气候顺承夏季，由热转凉，再由凉转寒。此时万物平和，天地阳气收敛，阴气渐长，万物渐次成熟。秋风渐渐寒凉，地气清明，肃杀之气渐渐明显，人体的肺功能容易受到天气影响，小儿尤为明显。小儿肺脏功能发育尚未完善，且喜滋润而恶干燥，而秋季又具有干燥、收敛的特性，容易影响肺气的宣降，导致出现呼吸系统疾病。同时也会出现因津液不足而导致的各种干燥症状，如鼻唇干燥、咽干口渴、皮肤干涩、大便干结等。

小儿秋季饮食应少食辛辣，如辣椒、韭菜等；宜食清热生津、养阴润肺食品，如秋梨、山药、百合、萝卜、橘子、芝麻、核桃等。

◎ 取穴原则

小儿秋季保健应多顾护肺气，以滋阴润燥、健脾益肺为主，同时也应适当调畅肝气，以防肝气郁结化热，从而引发肺系疾病。清肺经、清胃经、清肝经、揉小天心，可清热除烦、平肝和胃，这样津液得存、心神得安、气机畅达；补脾经、揉外劳宫、揉肺俞、揉二人上马，可健脾生津、益气养阴，这样孩子气血通畅、肺络滋润、卫气得固。

◎ 推拿处方

清胃经	100~300次
补脾经	100~300次
清肝经	100~300次
清肺经	100~300次
揉小天心	100~300次
揉外劳宫	100~300次
揉二人上马	100~300次
揉肺俞	100~300次

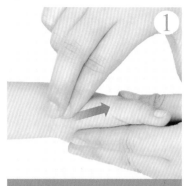

1 清胃经

术者拇指或食指自孩子掌根推至拇指根，推100~300次。

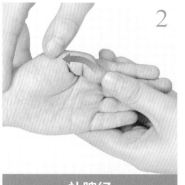

2 补脾经

使孩子拇指微屈，术者以右手拇指桡侧或指面沿孩子拇指桡侧自指尖推至指根，推100~300次。

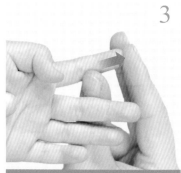

3 清肝经

术者拇指自孩子食指掌面末节横纹起推至指尖，推100~300次。

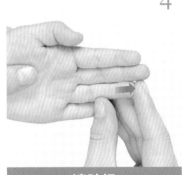

4 清肺经

术者右手拇指自孩子无名指掌面末节横纹起推至指尖，推100~300次。

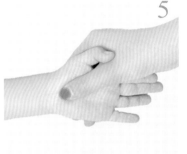

5 揉小天心

术者拇指指腹在孩子掌根大小鱼际交接之凹陷中揉100~300次。

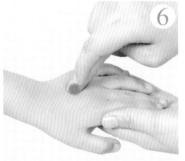

6 揉外劳宫

术者中指指端揉孩子手背中指与无名指掌骨中间，揉100~300次。

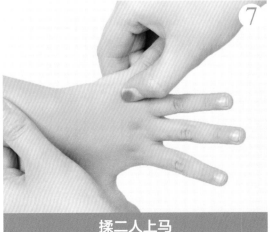

7 揉二人上马

术者拇指揉孩子手背无名指与小指掌骨（第4、第5掌骨）小头后陷中处，揉100~300次。

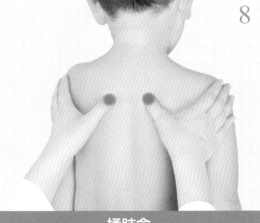

8 揉肺俞

两手四指抚孩子肩臂处，再以两手拇指指腹揉肺俞（背部第3胸椎棘突下，旁开1.5寸），揉100~300次。

冬季保健

培元固肾，藏阴强体

冬季是一年中最寒冷的季节，草木凋零，万物闭藏，其养护重点在于"养肾防寒"。肾为先天之本，人体能量之源，此时贮存、封藏精气为养生之道。冬季寒凉，阳气闭藏，需要培护肾气以更好地应对人体新陈代谢，调节机体以适应严冬变化，避寒就暖，防止寒气侵袭，因此在冬季要补肾阳、祛寒邪。

冬季饮食应当以温补为主，如羊肉、红枣、核桃等，同时让孩子减少过咸食物的摄入，并适当增添苦味的食物，如苦瓜、生菜、菠菜等，可泻火存阴，增强肾脏功能。同时，孩子内脏娇嫩，易虚易实，饮食又往往不知节制，以致脾胃受损，其在冬季的饮食方面，以健脾益肾、培补元气为主。

◎取穴原则

小儿脏腑特点鲜明，胃常有余，脾常不足，肾常不足。肾气的温煦作用是脾胃运化的原动力，故收藏肾阴、固护肾阳是冬季保健的主要原则。补肾经、揉二人上马、揉关元、揉肾俞、摩丹田，可温肾固本，令小儿阳气内充、卫外得固；补脾经、揉板门、揉中脘、揉足三里，可运脾和胃、养血滋阴，令精血化生有源，肾精得以充养。

◎推拿处方

补脾经	100~300次
补肾经	100~300次
揉板门	100~200次
揉二人上马	100~300次
揉足三里	300~500次
揉中脘	100~300次
摩丹田	100~300次
揉关元	100~300次
揉肾俞	100~300次

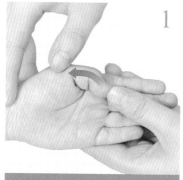

1

补脾经

使孩子拇指微屈，术者以右手拇指桡侧或指面沿孩子拇指桡侧自指尖推至指根，推100~300次。

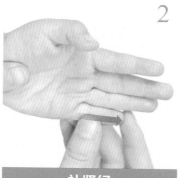

2

补肾经

术者右手拇指自孩子小指指根推至指尖（掌面稍偏尺侧），推100~300次。

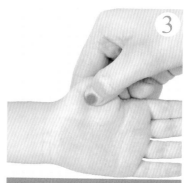

3

揉板门

术者拇指或食指在孩子大鱼际平面的中点上做揉法，揉100~200次。

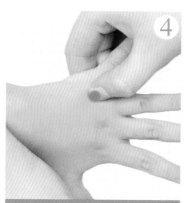

4

揉二人上马

术者拇指揉孩子手背无名指与小指掌骨（第4、第5掌骨）小头后陷中处，揉100~300次。

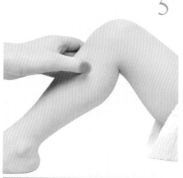

5

揉足三里

拇指指腹揉足三里（膝盖外侧凹陷下3寸，胫骨外侧约1横指处），揉300~500次。

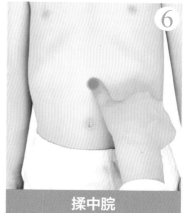

6

揉中脘

右手拇指或四指揉孩子脐上4寸，揉100~300次。

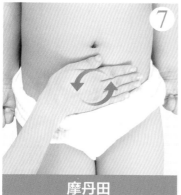

7

摩丹田

用手掌逆时针摩脐下2.5寸处，摩100~300次。

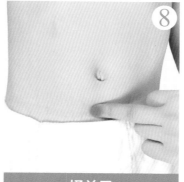

8

揉关元

令孩子仰卧，用中指指腹或掌根揉脐下3寸，揉100~300次。

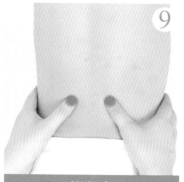

9

揉肾俞

两手四指抚孩子胁下，再以两手拇指指腹揉肾俞（腰部第2腰椎棘突下，旁开1.5寸），揉100~300次。

鼻咽部养护

活血通窍，疏风散结

鼻子是人体呼吸道的第一道防线，也是敏锐的嗅觉器官，位于呼吸道最上端的开口处，空气进入体内时，鼻子可以过滤空气中的灰尘并对吸入的气体进行适当加温增湿，从而使空气更利于被人体吸收使用。小儿的鼻子常常会出现各种各样的问题，如常见的过敏性鼻炎、鼻窦炎、腺样体肥大等疾病，可导致鼻塞流涕、头痛、记忆力减退、腺样体面容等症状，合适的鼻咽部养护推拿可有效减少呼吸道疾病的出现。

◎ **取穴原则**

虽然小儿鼻部发病的本质并不一定在鼻子本身，但通过推拿手法的有效养护，可在短时间内改善鼻咽部健康状况，预防和减少鼻部疾病的发生。揉外劳宫、推指三关、天门入虎口三穴合用可益气和血、温煦阳气、疏通经络；按揉鼻咽点、按揉迎香、黄蜂入洞可活血通窍、疏风散结，减少五官疾病的产生。

◎ **推拿处方**

推指三关	100~300次
天门入虎口	100~300次
按揉鼻咽点	30~50次
揉外劳宫	100~300次
按揉迎香	30~50次
黄蜂入洞	20~30次

◎ **随症加减**

咽喉症状明显的孩子可加勾揉扁桃体点（见80页）20~30次、按摩咽周淋巴环（见40页）10~30次，以加强局部气血循环。

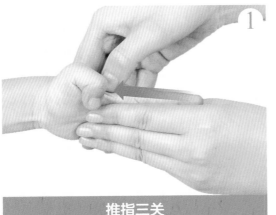

推指三关

术者左手握住孩子手，右手拇指侧面沿孩子食指掌面稍偏桡侧，从指腹推至虎口，推100~300次。

天门入虎口

令孩子拇指向上，掌心向外，术者拇指内侧面自孩子拇指尖尺侧沿赤白肉际推到虎口，推100~300次。

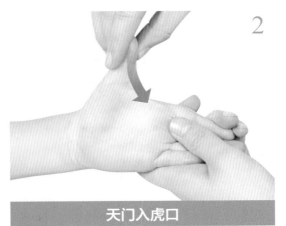

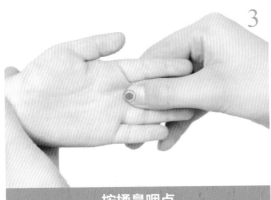

按揉鼻咽点

术者用拇指指腹按揉孩子鼻咽点（第3掌指关节横纹中点），按揉30~50次。

揉外劳宫

术者中指指端揉孩子手背中指与无名指掌骨中间，揉100~300次。

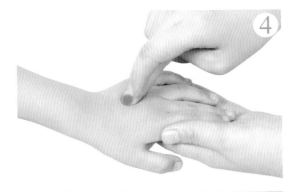

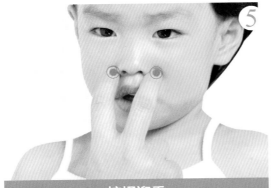

按揉迎香

食、中二指分别按揉孩子鼻翼两侧迎香，按揉30~50次。

黄蜂入洞

右手食、中二指指腹在孩子两鼻孔下上下揉动，揉20~30次。

眼部保健

疏通经络，养血活血

眼睛是心灵的窗户，孩子的用眼健康一直是家长关心的问题，然而，过重的学习负担，以及电子产品的过度使用，往往使孩子的视力过早出现了诸多问题。除了养成良好的用眼习惯，及时给双眼进行科学规范的推拿按摩，是非常有益于眼部的保健方法，可以大大减少近视等疾病的发生，并能有效预防弱视、散光等视力问题。

◎ 取穴原则

按揉睛明、攒竹、太阳、四白可疏通经络，解除眼肌疲劳；拿风池、推天柱骨、按揉大椎可松筋通窍；按揉脾俞、胃俞、肾俞可养血活血、通络明目。

◎ 推拿处方

按揉攒竹、睛明、太阳、四白	各30~50次
拿风池	10~20次
推天柱骨	50~100次
按揉大椎	100~300次
按揉脾俞、胃俞、肾俞	各100~300次

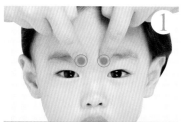

按揉攒竹

拇指或食指按揉眉头凹陷中眶上切迹处，按揉30~50次。

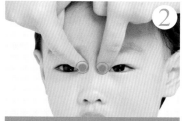

按揉睛明

拇指或食指按揉目内眦内侧凹陷处，按揉30~50次。

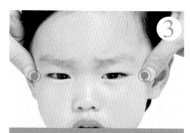

按揉太阳

两手托扶孩子头部，两拇指按揉孩子两眉后凹陷处，按揉30~50次。

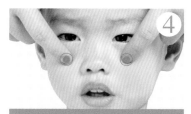

按揉四白

拇指或食指按揉瞳孔正下方眶下孔凹陷处，按揉30~50次。

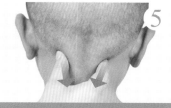

拿风池

立于孩子身后，左手四指抚孩子前额，右手拇、食二指同时相对拿孩子后发际两侧凹陷处，拿10~20次。

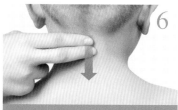

推天柱骨

食、中二指指腹从孩子颈后发际正中至大椎自上而下直推，推50~100次。

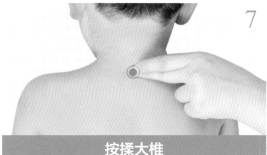

按揉大椎

中指指腹按揉第7颈椎棘突下凹陷中处，按揉100~300次。

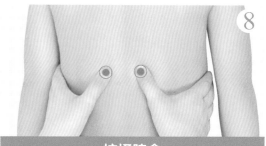

按揉脾俞

两手四指抚孩子胁下，再以两手拇指指腹按揉脾俞（背部第11胸椎棘突下，旁开1.5寸），按揉100~300次。

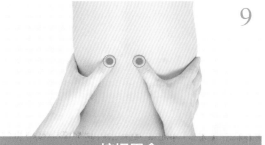

按揉胃俞

两手四指抚孩子胁下，两手拇指指腹按揉胃俞（背部第12胸椎棘突下，旁开1.5寸），按揉100~300次。

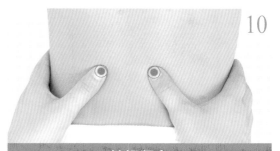

按揉肾俞

两手四指抚孩子胁下，再以两手拇指指腹按揉肾俞（腰部第2腰椎棘突下，旁开1.5寸），按揉100~300次。

增强体质

培元固本，调和五脏

孩子在上幼儿园前后这段时间，生长发育特别迅速，但因各脏腑功能发育不完善、饮食所伤、养护不周及情志不佳等因素，又会导致孩子容易生病，严重影响孩子的正常生长发育。因此，在孩子不同的年龄段应进行适宜的保健推拿，可降低孩子生病的概率，促进孩子身体、心理全面发育。

◎ 取穴原则

对于6岁以下的儿童，进行定期的推拿保健不仅可以提高机体免疫力，有效预防疾病的发生，也可在一定程度上促进生长发育。补脾经、顺摩腹、揉脾俞、揉胃俞、揉足三里，可健脾和胃、益气生血；补肾经、揉肾俞，可培元固本、益肾填精；推五经可调和五脏六腑之功能；捻十指（趾）可醒脑开窍、调畅气血。

◎ 推拿处方

补脾经	100~300次
补肾经	100~300次
捻十指	5~10遍
推五经	300~500次
揉足三里	100~300次
捻十趾	5~10遍
顺摩腹	100~300次
揉脾俞、胃俞	各100~300次
揉肾俞	100~300次

◎ 随症加减

易患感冒、咳嗽等呼吸系统疾病的小儿，可加揉外劳宫（见76页）100~300次、揉肺俞（见56页）100~300次、揉膻中（见52页）100~300次；易患腹胀、腹痛、腹泻、厌食等消化系统疾的小儿，可加顺运八卦（见86页）100~300次、揉板门（见70页）100~300次、揉中脘（见52页）100~300次、捏脊（见31页）3~5遍；夜间睡眠不安，白天易哭闹，爱发脾气的小儿，可加清肝经（见64页）100~300次、清天河水（见72页）100~300次、猿猴摘果（见36页）10~20次；体格发育明显落后的小儿，可加揉增高穴（见88页）100~200次、摇四肢关节20~30次。

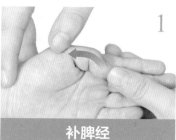

补脾经

使孩子拇指微屈，术者以右手拇指桡侧或指面沿孩子拇指桡侧自指尖推至指根，推100~300次。

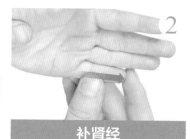

补肾经

术者右手拇指自孩子小指指根推至指尖（掌面稍偏尺侧），推100~300次。

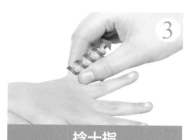

捻十指

术者拇指指腹与食指相对，捻揉孩子10个手指，紧捻慢走，各捻5~10遍。

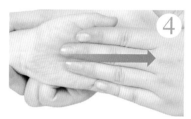

推五经

术者与孩子相对，用左手推左手，右手推右手，推时掌根相对，从掌根一直推至指尖，不要忽快忽慢，也不能频率过慢，300~500次。

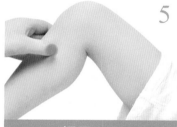

揉足三里

拇指指腹揉足三里（膝盖外侧凹陷下3寸，胫骨外侧约1横指处），揉100~300次。

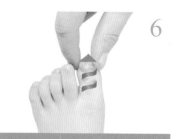

捻十趾

术者拇指指腹与食指相对，依次捻揉孩子10个脚趾，紧捻慢走，操作5~10遍。

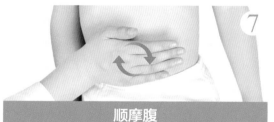

顺摩腹

用手掌顺时针摩孩子腹部，摩100~300次。

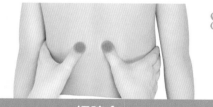

揉脾俞

两手四指抚孩子胁下，再以两手拇指指腹揉脾俞（背部第11胸椎棘突下，旁开1.5寸），揉100~300次。

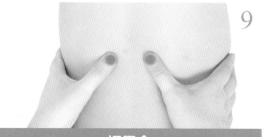

揉胃俞

两手四指抚孩子胁下，两手拇指指腹揉胃俞（背部第12胸椎棘突下，旁开1.5寸），揉100~300次。

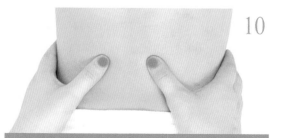

揉肾俞

两手四指抚孩子胁下，再以两手拇指指腹揉肾俞（腰部第2腰椎棘突下，旁开1.5寸），揉100~300次。

图书在版编目（CIP）数据

张素芳小儿推拿精解：视频版 / 周奕琼，邢晓君主编.—南京：江苏凤凰科学技术
出版社，2023.01（2025.02重印）
（汉竹·亲亲乐读系列）
ISBN 978-7-5713-3182-5

Ⅰ.①张… Ⅱ.①周… ②邢… Ⅲ.①小儿疾病 - 推拿 Ⅳ.①R244.1

中国版本图书馆CIP数据核字（2022）第156128号

中国健康生活图书实力品牌
版权归属凤凰汉竹，侵权必究

张素芳小儿推拿精解：视频版

主 审	张素芳
主 编	周奕琼 邢晓君
责 任 编 辑	刘玉锋 赵 呈
特 邀 编 辑	陈 岑
责 任 校 对	仲 敏
责 任 设 计	蒋佳佳
责 任 监 制	刘文洋

出 版 发 行	江苏凤凰科学技术出版社
出版社地址	南京市湖南路 1 号 A 楼，邮编：210009
出版社网址	http://www.pspress.cn
印 刷	南京新世纪联盟印务有限公司

开 本	787 mm × 1 092 mm 1/16
印 张	14
字 数	280 000
版 次	2023 年 1 月第 1 版
印 次	2025 年 2 月第 12 次印刷

标 准 书 号	ISBN 978-7-5713-3182-5
定 价	56.00 元

图书如有印装质量问题，可向我社印务部调换。